龙城科普系列丛书·药师进万家科普丛书

孕产期合理用药手册

奚彩萍 李敏 刘二平 编著

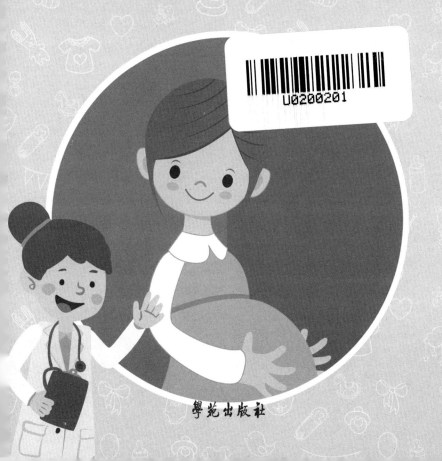

学苑出版社

图书在版编目（ＣＩＰ）数据

孕产期合理用药手册 / 奚彩萍，李敏，刘二平编著． -- 北京：学苑出版社，2018.9

ISBN 978-7-5077-5492-6

Ⅰ．①孕… Ⅱ．①奚… ②李… ③刘… Ⅲ．①孕妇－用药法－手册 ②产妇－用药法－手册 Ⅳ．① R452-62

中国版本图书馆 CIP 数据核字（2018）第 137552 号

责任编辑： 黄小龙

出版发行： 学苑出版社

社　　址： 北京市丰台区南方庄 2 号院 1 号楼

邮政编码： 100079

网　　址： www.book001.com

电子邮箱： xueyuanpress@163.com

销售电话： 010-67601101（销售部） 67603091（总编室）

印 刷 厂： 江阴金马印刷有限公司

开本尺寸： 890×1240 1/32

印　　张： 3.875

字　　数： 88 千字

版　　次： 2018 年 9 月第 1 版

印　　次： 2018 年 9 月第 1 次印刷

定　　价： 42.00 元

《龙城科普系列丛书》编委会

《药师进万家科普丛书》编委会

总　序

　　药物是人类在从事生产劳动时，自觉或不自觉地探索大自然所得到的成果，人类保持健康的基本需求是其不断发展的核心动力。从人类诞生起就有了药物。远古时期，炎帝神农氏遍尝百草，宣药疗疾。现代社会，随着医学技术的飞速发展和社会文明程度的普遍提高，人民群众的健康状况得到了较大的改善，但是，据国家卫计委调查显示，2015 年全国居民健康素养水平为 10.25%，仍处于一个较低的水平。另一方面，高速增长的药店、诊所和网购药品市场，让人民群众获得药物更为简单。便捷的购药途径与较低的健康素养背后，隐藏着与药物选择、使用、保存、观察不良反应等相关的一系列隐患与风险。

　　在 2016 年召开的全国卫生与健康大会上，习近平总书记强调："没有全民健康就没有全面小康。要加快推进健康中国的建设，努力全方位、全周期保障人民健康，为实现'两个一百年'奋斗目标、实现中华民族伟大复兴的中国梦打下坚实健康基础。"作为卫生计生工作者，提高人民群众的医学科学素养、传播药物健康知识是我们的天职。我们积极开展"天使志愿服务""药师进万家"等形式多样、群众喜闻乐见的活动，让群众懂得疾病的规律，逐步增强预防疾病的意识，掌握改变生活方式的技巧，提高自我健康管理的能力。

　　药物发挥治病救人的作用，除了医生开对药，还需患者用对药。

为了向人民群众普及科学用药知识，提高用药的依从性，我们组织我市医学和药学专家编写了"药师进万家科普丛书"。《龙城科普系列丛书》是江苏省常州市科协重点支持的项目，通过鼓励、支持社会各界组编科普图书，惠及大众，以打造龙城科普品牌。考虑到《龙城科普系列丛书》内容涉面广、体量大、专业性强，应丛书编委会要求，对系列科普书种类进行了细分，分为若干子丛书。"药师进万家科普丛书"即为其中一种子丛书。本丛书根据不同的医学、药学领域为每册书分别成立编委会，以通俗易懂的语言，向公众宣传普及科学用药知识和健康文明的生活方式。丛书能够把专业性强、人们不熟悉的医学知识转化为适应大众的"套餐"，让人民群众把这些专业知识消化成"常识"，具有很强的针对性、实用性，是一套能让大家读得懂、学得会、用得上、信得过的科普读本，可谓是群众用药的"科学帮手"。

我相信，"药师进万家科普丛书"必将对人民群众的健康有所裨益。今后，我们还将根据疾病谱的变化和人民群众的需求，不断推出新的科普丛书，满足人民群众了解健康知识的需要。

常州市卫生和计划生育委员会党委书记 主任 朱柏松

2017 年 10 月

目　录

第三章　哺乳期用药

附 录

第一章
备孕期用药

俗话说，是药三分毒。药品不仅有治病的一面，还有对人体产生伤害的另一面。有研究表明，许多药物会影响生殖细胞的质量，或者导致胎儿畸形。因此，为避免药物对未来胎儿的生长发育造成影响，本章节主要为备孕期夫妇合理用药提供一些参考与帮助。

一、备孕期合理用药原则

从准备怀孕开始，男女双方在用药时就应引起重视，不仅要注意所用药物对自身的不良反应，更要了解其是否会对未来的宝宝带来影响？一般备孕期应注意以下用药原则。

1. 一般药物的合理用药原则亦适合备孕期用药

首先，合理用药是指安全、有效、经济地使用药物。药品是一把双刃剑，在治疗疾病的同时也会出现不良反应。药品不良反应是指合格药品在正常用法用量下出现的与用药目的无关的或意外的有害反应。药品不良反应既不是药品质量问题，也不属于医疗事故。药品不良反应包括药品的副作用和毒性反应等。不合理用药可能会降低药物的安全性，从而影响患者健康，甚至危及生命。为此，一般情况下，药物使用时都要遵循能不用就不用、能少用就不多用，能口服不肌注、能肌注不输液等原则。

其次，用药前应仔细阅读药品说明书，严格按照药品说明书或医嘱使用药物，用药后注意观察，如出现不良反应立即停药或遵医嘱处理。

2. 孕前长期服药需医生指导

需要长期服药的妻子或丈夫都需经医生指导，才能确定受孕时间．有些药物如激素、某些抗菌药物、抗癌药、安眠药等，都会对生殖细胞产生一定程度的影响。卵子从初期卵细胞到成熟卵子约14天，在此期间卵子最容易受药物的影响。一般来说，女性在停药20天后受孕，比较安全；但有些药物的影响时间可能更长。因此有长期服药史的女士一定要咨询医生，才能确定安全受孕时间。

另外，很多药物对男性的精子质量产生不良影响，如抗组织胺药、抗癌药、咖啡因、吗啡、类固醇、利尿药等。这些药物不仅可致新生儿缺陷，还可导致婴儿发育迟缓、行为异常等。所以，准备当爸爸的男士，亦一定要在医生指导下服药。

3. 男性慎服"壮阳药物" 女性慎用减肥药品

这些"药物"，有些是经熟人介绍的三无产品，它们都无批准文号，成分不明，禁忌证、注意事项与不良反应等不详，实际上，不应称其为药物，所以这种东西最好别用。

有研究表明，尽管"壮阳药"能够改善男性的性生活质量，但它很可能是一种染色体致畸剂，会影响精子的活动能力，使得精子发生诱变。

而减肥药对女性怀孕的影响虽然还未得到科学验证，但有研究认为，脂肪与女性生育能力有很大关系（比较公认的说法是脂肪含量达到17%才能受孕），因为女性的身体脂肪会把男性荷尔蒙转化为女性荷尔蒙，同时提供分娩所需的能量。仅从此点来看，准备怀孕的女性也应慎服减肥药物。此外，还不能排除某些减肥药物对人体有较严重的毒副作用。

4. 慎服中药

近年研究表明，许多中药长期或大剂量使用，可产生较严重的不良反应，如何首乌致肝损、板蓝根能损害肾脏等；而中成药说明书内容相对简单，不良反应项有的缺如，有的尚不明确等；并且中药对于生殖细胞的影响可能不容易被察觉。为安全起见，备孕期间能不用中药尽量不用。当然如病情需要的话，可在有经验的中医师诊治下用药，或咨询临床药师后服用。

5. 避免服用"孕妇禁用"药物

在备孕时需要自行服药的妻子，应避免服用药物标签上有"孕妇禁用"字样的药物，可选择药品说明书上有"孕妇慎用"字样的药物。"慎用"是指在用药时要小心谨慎，即在使用药品时要注意观察，如出现较严重的不良反应则立即停药。慎用并不等于不能使用。丈夫亦要使用相对安全的药物或不选用药品说明书上有"孕妇禁用"字样的药物。

6. 用药期间怀孕不要随意终止妊娠

有的女性朋友觉得在用药期间怀孕生下来的宝宝肯定不健康，这种说法太绝对。在受精卵未成熟前用药，影响还是比较小的，这时候你该做的就是将所有的情况告诉医生，要相信医生的科学判断。

二、备孕期禁用的药物

备孕期用药主要考虑药物对母体，但也不能忽略对男性的影响，尤其是生殖系统方面的影响，禁忌使用能损害卵子或精子质量、及对内分泌有影响的药物。

1. 长期服用某些药物

如果患有某种疾病，也许就要长期服药，甚至服用标识上有"孕妇禁服"字样的药物，譬如激素、某些高血压药、抗癌药及治疗精神病的药物等，这些都会对生殖细胞产生不良影响。生病了却想要宝宝的夫妻可在医生的指导下用药，或者等病好了再考虑生宝宝。

建议停药时间：一般来说在停药后 3 个月受孕比较安全，但很多药物影响时间更长，具体请咨询医生。

2. 安眠药或抗抑郁药等

安眠药如安定、利眠宁，抗抑郁药如丙咪嗪等，会影响脑垂体促性腺激素的分泌，对夫妻双方的生理功能和生殖功能都有损害。如果孕前女性过多服用则会出现月经紊乱或闭经，从而影响受孕能力；男性过多服用则可能导致阳痿、遗精及性欲减退。因此，备孕期如果出现失眠现象最好通过增强体质、调节生活规律等来解决，而不是依靠药物。

建议停药时间：一般停药后 3 个月受孕才比较安全。

3. 利巴韦林等

备孕期禁用对胚胎有毒性、且体内消除时间较长的药物，如利巴韦林（病毒唑）等。已经充分的动物研究证实，利巴韦林有明显的致突变和胚胎毒性（在低于人体用量的 1/20 时即可出现），会引起胎儿先天畸形或死亡；且在人体内消除很慢，停药 4 周后还不能完全清除。服用该药的男性和女性均应避免生育，可能怀孕者应采用至少两种以上避孕方式有效避孕。一旦怀孕应立即告知医生。

建议停药时间：至少要停药 6 个月才可以孕育宝宝。

4. 外用避孕药膜

外用避孕药膜是一种具有杀灭精子作用的药物。但如果使用方法不当，比如药膜未放入阴道深处以致溶解不全，或者放入药膜后未等到 10 分钟以上，这可能使部分精子漏网，而药物会对受精卵产生不良影响，应及早进行人工流产。

建议停药时间：停药后 6 个月怀孕比较安全。

5. 中药及其他不宜使用的药食同源的食物

虫草虽然很有营养，但却不适合备孕期间的妇女服用，可能会引起月经不调或皮肤过敏，没有医生的建议最好不要买来自己煲汤。还有茯苓也是一样，容易引起过敏反应。穿山甲是一味名贵的中药，可起到催乳、消肿和通络的作用，但是胆固醇含量比较高，吃多了会加重肝脏的负担。至于益母草，大家都知道它有活血化瘀的作用，使用不当会造成流产。实验证明，大蒜素对大鼠、田鼠及人的精子具有抑灭作用。抑精作用的强弱与大蒜素浓度相关。大蒜素是从大蒜头中提取的一种有机硫化合物（含量约为 2%），学名二烯丙基硫代亚磺酸酯，已被制成药物，具有广谱抗菌作用，且有消炎、降血压、降血脂等多种生物学功能。大蒜素在高温下易被破坏，故平时作为蔬菜食用大蒜，不会对精子产生杀灭作用。另外根据美国约翰霍普金斯医学院医师的研究发现，过量的胡萝卜素会影响卵巢的黄体素合成，分泌减少，有的甚至会造成无月经、不排卵、月经变乱。研究人员解释这可能是胡萝卜素干扰了类固醇合成所造成。因此建议，备孕期妇女不要长期及大量吃胡萝卜。

6. 其他药物

其他对夫妇生殖细胞或内分泌等有影响的药物。

总之，备孕期如果需要用药时，应注意最好不要使用上述药物，并要在医师或药师指导下应用药物。

三、备孕期女性如何正确服用叶酸？

大家知道，医生都会要求准备生育的女性，在孕前与孕后 3 个月，补充小剂量的叶酸。但为何要吃、何时吃、如何吃，大多数人都不太清楚。

叶酸是一种水溶性的 B 族维生素。在人体蛋白质、核酸的合成及各种氨基酸的代谢中起重要作用，是细胞分裂、细胞 DNA 合成及其正常生长所必需的物质。叶酸对胎儿的大脑、脊髓发育很重要，女性在孕前至整个孕期补充小剂量的叶酸，可以使胎儿发生神经管畸形的风险降低 50%~70%。胎儿发生神经管畸形的时间很早，通常发生在上一次月经之后的 40 天左右，也就是大多数妇女刚知道自己怀孕的时候，如果这时才吃叶酸就来不及了。因此备孕的准妈妈们一定要记住坚持吃哟。

补充叶酸预防神经管畸形要从孕前 3 个月开始至孕后 3 个月。通常每天只需要吃 0.4mg 的单纯叶酸片或含有 0.4mg 叶酸的复合维生素即可。平时还要多吃富含叶酸的食物，如绿色蔬菜、橙汁、核桃、花生、肝、肾、蛋、豆等。

当然怀孕后孕妇对叶酸的需求增加，故 3 个月后也可以继续补充叶酸。

四、备孕期感冒可吃药吗？

备孕期间如果感冒了大可不必惊慌，更用不着谈感冒色变。一般来说，正常情况下的怀孕，包括感冒病毒在内的很多病毒并没有直接证据证明会影响胚胎的发育，对排卵也不产生影响。女性的每一次排卵过程中，人体自身会选择发育得最成熟也最好的那个卵泡排出来。在受孕的前 4 周内，胚胎存在一个"全或无"的过程，如果感染、发烧对已形成的胚胎造成了影响，只会产生两种结果——要么胚胎由于细胞受损引起流产，要么受到损害的部分能通过其他的干细胞修复好。这就是人体的自我选择的状态。

但需要引起注意的是，有时候感染病毒后会有类似感冒的症状，而这种病毒对备孕会产生非常大的影响。常见的包括风疹病毒、巨细胞病毒、弓形虫以及单纯疱疹病毒。病原体可通过胎盘垂直传播，导致胚胎停止发育、流产、死胎、早产、先天畸形或影响到出生后婴幼儿智力发育。因此做好产检把关非常重要。如果备孕期间感冒，又发现已经怀孕了，最好在妊娠 8 周做一个 B 超检查，判断胚胎是否处于良好的发育状态。

感冒又称上呼吸道感染，是包括鼻腔、咽或喉部急性炎症的总称。它主要由病毒引起，是免疫力低下的表现，这个在备孕期也是有一定的影响的，但是影响不大。备孕期间感冒有点流鼻涕一般多饮温开水，多休息，以促进感冒症状消退；也可以用生姜红糖熬点热汤喝；再就是注意饮食清淡一些，还有一定要注意保暖。

因此建议，备孕期感冒不一定要用药物治疗，但必要时也可用些药物。感冒药常用的有：

1. 解热镇痛药，因为阿司匹林与布洛芬在孕早期是禁用的，所以备孕时建议首先选用对乙酰氨基酚退热。但只有在体温较高（超过 38.5℃）时才有必要服用。若持续发热，可间隔 4~6 小时重复用药一次。

2. 改善感冒症状药物，发热、头痛、四肢酸痛、喷嚏、流鼻涕、鼻塞等感冒症状严重时可服用酚麻美敏片（泰诺）等复方制剂。

3. 抗病毒药，可选用板蓝根颗粒等孕妇慎用的或在医师指导下服用的中成药。但要特别注意的是禁用利巴韦林！

4. 抗菌药物，感冒继发细菌感染时（咳嗽、咳脓痰或流脓涕、白细胞增高等上呼吸道感染）可选用青霉素类、第一代或第二代头孢菌素（如头孢拉定胶囊、头孢克洛胶囊）等，但不宜用四环素类（多西环素）、喹诺酮类（左氧氟沙星）或氨基糖苷类（庆大霉素）等对人体可能产生伤害的药物。

五、备孕女士请别用利巴韦林

这是一名 26 岁的女性患者，平时月经周期不规律，间隔30~40 天不等。去年 4 月 20 日确诊怀孕，反推末次月经时间为 3月 9 日。这本是一件让人开心的事儿，但担忧却接踵而来：因为患者在 3 月 9 日前后约 10 天时间内，由于鼻塞、流鼻涕被诊断为感冒，就前前后后用了好几种药，甚至还输了液。这些药对后来怀上的宝宝是否有影响？会不会导致畸形？还能不能保留这个宝宝？这是在妇幼保健院药物咨询门诊碰到最多的一种情形。

首先，我们会根据患者用药的时间，用药的品种、剂量与天数，以及妊娠期用药与药物说明书等相关信息，逐一分析评估每种药物可能的影响。然而，当分析到利巴韦林注射液时，我们很无奈，患者在 3 月 7~8 日，连续两天输注了利巴韦林。

利巴韦林，又名病毒唑，是一种广谱抗病毒的老药。由于在医学上，还没有抗感冒病毒的特效药物，利巴韦林常被用来抗感冒治疗，并且无论是在基层医院还是三甲医院都有这种滥用倾向。但临床药师在此提醒，如果你计划想做妈妈的话，劝你还是别用利巴韦林。理由有如下 3 点。

1. 感冒后在一般情况下，通过多喝水、多休息等，不看医生，不吃药也可以在一周内自我恢复。

2. 我们看药品说明书，利巴韦林适应证仅有用于呼吸道合胞病毒引起的病毒性肺炎与支气管炎（下呼吸道感染），而感冒属于上呼吸道感染。

3. 亦是最重要的一点，利巴韦林有较强的致畸作用，家兔试验，每日剂量即使很小的时候，如每公斤体重给药 1 毫克 (1mg/kg)，就会引起胚胎损害，并且它在体内消除很慢，停药 4 周后还不能完全清除，所以孕妇和有可能怀孕的妇女均禁止使用利巴韦林。

六、备孕期抗菌药物选用

备孕期抗菌药物的选用需考虑药物对母体，尤其是生殖系统（内分泌或卵子发育）方面的影响，尽量选用孕妇可以使用的药物。

1. 抗菌药物概述　抗菌药物是指具有杀灭细菌或抑制细菌生长作用的药物，包括各种抗生素（如青霉素类、头孢菌素类、大环内酯类、四环素类等）以及化学合成的抗菌药物（如喹诺酮类、咪唑类、磺胺类等）。抗菌药物滥用易造成耐药菌的流行或暴发。因此，使用抗菌药物，一定要按照卫计委《抗菌药物临床应用指导原则》，在医生的指导下用药；只有诊断为细菌性感染者，方有指征应用抗菌药物；病毒感染如急性上呼吸道感染，一般不需要使用抗菌药物。另外，使用抗菌药物必须按时、按量；其次一定要按照处方规定的疗程服用。因为抗菌药物完全杀灭或抑制细菌需要一定的时间，如果没有按疗程服用，亦易导致细菌产生耐药性，疾病难以治愈。

2. 备孕期可以选用的抗菌药物：如青霉素类与头孢菌素类。两者均属于 β－ 内酰胺类抗生素，可安全地用于备孕期细菌感染。β－内酰胺类抗生素系指化学结构中具有 β－ 内酰胺环的一大类抗生素。青霉素，又被称为盘尼西林等，是由青霉菌培养液中获得。具有作用强、价格低的特性，但不耐酸，不耐青霉素酶，抗菌谱窄，且可引起过敏反应，严重者可致过敏性休克，用前需做皮试，故其应用受到限制。青霉素类抗生素，现分为不耐酶青霉素（如前述青霉素）、耐酶青霉素与广谱青霉素三类。现门诊常用口服品种为阿莫西林胶囊（广谱青霉素）等，它具有广谱、杀菌力强、毒性低等优点，可用于呼吸道感染、泌尿生殖道感染及皮肤软组织感染等。但用前必须做青霉素钠皮肤试验，阳性反应者禁用。头孢菌素是一类广谱半合成抗生素，与青霉素类相比具有抗菌谱广、耐青霉素酶、疗效高、毒性低及过敏反应少等优点，是在抗感染治疗中使用最广、品种亦最多的一大类抗菌药物。头孢菌素现在共分四代。门诊患者常使用一代头孢菌素，或二代头孢菌素，如头孢拉定胶囊、头孢唑啉注射剂、头孢呋辛及头孢克洛等，可用于轻、中度呼吸道感染、尿路感染、皮肤软组织感染等的治疗。如果对头孢菌素过敏则可选用克林霉素或罗红霉素（大环内酯类）等，但均应注意其药品不良反应的发生等。

3. 备孕期应避免应用氨基糖苷类、四环素类及喹诺酮类等药物。氨基糖苷类抗生素是由氨基糖与氨基环醇通过氧桥连接而成的苷类抗生素。有来自链霉菌的链霉素等、来自小单孢菌的庆大霉素等天然氨基糖苷类，还有阿米卡星等半合成氨基糖苷类。对耳神经与肾脏的毒性是此类药物的致命弱点，那些从小用药致耳聋的患者主要就是使用氨基糖苷类抗生素所致的。四环素类抗生素是由放线菌产生的一类广谱抗生素，包括金霉素、土霉素、四环素及半合成衍生物甲烯土霉素、多西环素等，由于其在牙齿（四环素牙）、骨骼、肾脏等的严重不良反应，主要用于立克次体病、衣原体病、支原体病、螺旋体病等特殊病原体的临床治疗。喹诺酮类为人工合成的抗菌药，如环丙沙星、左氧氟沙星等，虽然具有广谱、口服有效、副作用较少、耐药率较低等优点，但由于神经系统、影响软骨发育等较严重的不良反应，系孕妇禁忌使用的一类药物。当然经过咨询医生，有明确的应用指征，经过权衡利弊，用药时患者的受益大于可能的风险时，也可在严密观察下慎重使用。有条件时应进行氨基糖苷类血药浓度监测。

4. 备孕期禁用利巴韦林等，利巴韦林是抗病毒药。因为它有较强的致畸作用，家兔日剂量很小（1mg/kg）即引起胚胎损害；且在人体内消除很慢，停药 4 周后还不能完全清除。故再次强调备孕期禁用利巴韦林。

当然，备孕期丈夫在使用抗菌药物时亦应按上述原则选药。

七、乙型肝炎母婴阻断的孕前准备与用药注意

想要实现乙型肝炎母婴阻断、拥有一个健康的宝宝，是与孕前准备、孕期管理以及新生儿管理三方面的层层把关是分不开的。那么孕前准备要做哪些？孕前用药又要注意什么呢？

首先，准妈妈要选对怀孕时间。一定要到专业医疗机构进行孕前检查孕妇的肝功能、病毒载量情况，评估妊娠及母婴传播风险后，再确定是否妊娠。

如果您正在使用干扰素治疗，并在治疗结束后 6 个月复查未发生病毒反弹，便可妊娠。但是，如果没有达到停药标准，可以根据您的身体及以往用药情况换用拉米夫定、替比夫定或替诺福韦酯口服，换药 6 个月后再检查肝功能，如果正常就可以怀孕了。

八、肥胖的准孕妈为什么需要口服二甲双胍片

临床上常看到有肥胖的备孕期女性，医生在反复建议减肥，改善生活方式的同时，开一点"二甲双胍"的药片，并叮嘱要每天服用，注意恶心、头晕、腹泻等副作用，可以服用到怀孕再停等等。女士们常常疑惑，这明明是糖尿病的用药，且备孕期间怎么能吃药呢？因此服用起来也不大上心，有一顿没一顿，或干脆就将它束之高阁。那么，肥胖的准孕妈为什么需要口服二甲双胍片呢？

1. 因为肥胖的女性，常常发生内分泌失调，一部分可能表现为

胰岛素抵抗、高胰岛素血症或糖耐量受损等，很像糖尿病的病理生理过程；也有一部分胖女士伴有代谢综合征（人体的蛋白质、脂肪、碳水化合物等营养物质发生代谢紊乱）、胰岛素抵抗而被诊断为多囊卵巢综合征（PCOS）的。

2. 二甲双胍是一种叫双胍类的降血糖药，它直接作用于血糖的代谢过程，促进糖的无氧酵解，增加肌肉、脂肪等外周组织对葡萄糖的摄取和利用，从而保护已受损的胰岛 β 细胞功能免受进一步损害，有利于糖尿病的长期控制。

3. 二甲双胍可以改善患者胰岛素抵抗，使卵巢对促排卵药的反应增加。

4. 二甲双胍能有效地降低体重，改善胰岛素敏感性，降低胰岛素水平，可使患 PCOS 的女士多长的毛发减少甚至可恢复大姨妈(25%) 与排卵。由于肥胖和胰岛素抵抗是 PCOS 的主要病因，故凡可减轻体重与增加胰岛素敏感性的药物如二甲双胍片均可治疗多囊卵巢综合征。

5. 二甲双胍口服后，除腹泻等胃肠道反应外，其他不良反应很少，并且单独服用二甲双胍片一般不会产生低血糖。

九、备孕期为什么要口服避孕药

玲玲今年 35 岁了，较胖，大姨妈一直推后，现已推后至两个多月才来一次，结婚 3 年多，也没怀孕。上医院检查餐后胰岛素高出正常值近二十倍。医生在建议她服用二甲双胍的同时，让她口服短效避孕药调经。明明在备孕期，且听说避孕药副作用不小，停药后还要 6 个月才能准备怀孕呢，因此家里人不能接受，也就迟迟没有用药。这也是这类患者中多数人的想法。那么，玲玲为什么要用避孕药呢？服药后停用多久才可怀孕呢？等等。下面就这一系列疑问做个阐释。

1. 目前临床上常用的短效口服避孕药有：炔雌醇环丙孕酮片（达因 –35）、去氧孕烯炔雌醇片（妈富隆）、屈螺酮炔雌醇片（优思明）等。它们由微量雌激素与孕激素组成，除用于避孕外，可以对抗雄激素的作用，用于治疗妇女雄激素依赖性疾病，例如痤疮，特别是明显的类型，和伴有皮脂溢或炎症或形成结节的痤疮（丘疹脓包性痤疮、结节囊肿性痤疮）、妇女雄激素性脱发、轻型多毛症，以及多囊卵巢综合征患者的高雄性激素症状，促使卵巢排卵；同时可以调整月经周期，一般服用 3~6 个月左右，经过激素水平检测正常后就可以停止服药；还可降低盆腔炎、宫外孕，减少宫腔粘连，实际上还有助于保护女性的生育能力。短效口服避孕药在欧美国家应用非常广泛。

2. 口服短效避孕药不会影响生育：2007 年，欧洲进行了一项覆盖 6 万例口服避孕药案例的主动监测研究，对两千多名服用避孕药停药后的妇女生育情况的观察显示，停用避孕药后经一个月经周期有 21.2% 妇女怀孕，与同年龄未用避孕药的妇女怀孕率相当；停用避孕药后一年有 79.4% 妇女怀孕，其结果也和同年龄未用避孕药的妇女怀孕率相当。另外流行病学调查结果，停药后妊娠不会对胎儿发育造成不良影响。服用短效口服避孕药和未服用者相比，并不会引起婴儿畸形发生率的增加。

3. 短效口服避孕药不会增加患癌风险：大量临床研究证明，长期使用短效口服避孕药并不会增加癌症的患病率，反而对卵巢癌和子宫体癌有一定的抑制作用。在一项长达 38 年的研究中，对 74.4 万例曾经或目前使用短效口服避孕药者和 33.9 万例未使用短效口服避孕药者进行了持续观察，结果显示口服避孕药使用者较未使用者的癌症总发生率下降 12%。卵巢癌流行病研究国际合作组织还曾对 45 项卵巢癌流行病学研究进行统一分析，研究结果显示短效口服避孕药使用时间与卵巢癌发生率呈反比。

4. 短效口服避孕药不会让人变胖：为了有效解决使用短效口服避孕药导致体重增加的问题，口服避孕药一直不断的更新换代，目前最新一代的口服避孕药，含有最接近天然孕酮成分——屈螺酮，能够与体内的盐皮质激素受体结合，加快水钠排泄，消除浮肿，达到对体重的良好控制。

5. 短效口服避孕药副作用较小：少部分女性会发生恶心呕吐、色素沉着和轻度头痛等类早孕反应及阴道点滴出血等副作用，但这些副作用多数会在使用 1~2 周后消失。

6. 停药后即可以怀孕：从药物本身来说，避孕药对妊娠是没有影响的，口服避孕药是可靠同时也是一种完全可逆的避孕方法，停药后即可考虑怀孕，停药后怀孕对胎儿没有影响。

7. 但下述 4 种人不宜口服避孕药

（1）肝肾功能不良：口服避孕药中含有人工合成的雌激素和孕激素，这两种物质必须在肝内解毒代谢经肾脏排出，如果肝肾功能不良，药物不能完全代谢，就会在体内蓄积，加重病情。因此，肝肾疾病痊愈不久的女性，最好不用此法。

（2）患肿瘤和乳腺包块的女性，使用口服避孕药会对肿瘤有不良影响。

（3）患糖尿病或有糖尿病家族史的女性，在口服避孕药后，少数人血糖升高，不利于糖尿病的缓解、治疗。

（4）患脑血栓、心肌梗塞、脉管炎的女性，如口服避孕药，其中的雌激素会增加血液黏稠度，加重病情，少数高血压病人的血压有明显波动。

8. 另外值得注意，上述口服避孕药不包括紧急避孕药：

口服避孕药有两种类型，其一即为上述的常规口服避孕药（现多为短效口服避孕药），其二即为紧急避孕。紧急避孕药孕激素含量较大，有宫外孕及内分泌失调等副作用，不宜作为常规避孕药，仅能作为无保护性行为或避孕失败后的一种补救措施，不可常服！建议服用紧急避孕药一年内最好不要超过 3 次。

第二章
孕期用药

大家都知道，女性在怀孕后用药应该非常谨慎，因为女性在孕期服药后不仅对母体产生影响，药物还会经过胎盘屏障进入胎儿体内，产生药效的同时会对胎儿的生长和发育产生影响，但也不是孕期任何药物都不能服用，如果孕期疾病较重，严重影响母体健康时，可在医师和药师的指导下服用药物。可是，如果没有医师药师在您身边怎么办？我们依据人民卫生出版社第 7 版《妇产科学》、第 7 版《药理学》、第 7 版《妊娠期和哺乳期用药》参考书、依据重庆出版社《中国医师／药师临床应用指南》、依据妊娠期疾病治疗指南，以及依据多年药物咨询经验进行总结梳理，编写出孕期用药指导，方便您在孕期选择安全合理的药物。

一、孕期用药指导原则

妇女应争取在身体最佳状态下怀孕，女性一旦在怀孕以后，角色就变了，为了妈妈和宝宝的双重安全和健康，孕妈用药需遵守以下几点：

1. 既不能滥用也不能不用；

2. 可用可不用的药物尽量不用或尽量少用，在孕期头 3 月，能不用的药或暂时可停用的药，应考虑不用或停用；

3. 孕期用药时必须注意孕周和药物安全等级，严格掌握剂量，严格控制服用持续时间，病情控制后及时停药；

4. 孕前如发现某种慢性疾病，用药时要兼顾到孕期用药时的连续性和安全性，避免应用有可能危及胎儿的药物；

5. 能单独用药就避免联合用药，且最好服用安全性高的老药；

6. 当两种以上的药物有相同或相似的疗效时，选用对胎儿危害较小的药物；

7. 已明确和肯定的致畸药物严禁使用；

8. 不应该只考虑到用药，应该把注意力集中到疾病上，因为疾病可以给母亲和胎儿带来更多的危险。

二、药品说明书要看懂

药品说明书好比宝典，就像秘籍，只要你认真看，就一定会有意想不到的收获，孕妈妈为了自己和宝宝的安全，更应该像关注自己的容颜一样，每用一种药物前都应仔细阅读和关注。孕妈妈如果能仔细阅读说明书的每一点内容当然最好，但孕妈妈毕竟不是专业人士，能完全读懂"天书"的毕竟不多，孕妈妈要最起码应该知道对孕妈和宝宝来说具有重要指导意义的关键字段，如起码要关注说明书里提到的"禁用"，"忌用"和"慎用"这些关键字段和内容（能全部阅读和理解说明书内容更好），我们现在来逐一讲述：

禁用：是指禁止使用，某些病人如果使用该药会发生严重的不良反应或中毒，凡属孕期禁用的药品，绝不能抱侥幸心理使用，孕妈妈如果意外使用，一定要来院就诊，及时告知医师药师；

忌用：是指不适宜使用或应避免使用该药，提醒某些患者，服用此类药物可能出现明显的不良反应和不良后果，孕妈妈如果遇到孕期忌用药品最好不用；

慎用：是指该药可以谨慎使用，使用后可能出现不良反应，需密切观察用药后情况，故不要轻易使用，但慎用并不等于不能使用，孕妈妈在遇到孕期慎用药品时，应当咨询医师药师后使用为好。

三、药物在孕妈妈体内的"奔跑"特点

孕妈妈由于新生命的孕育，她的血管，消化，内分泌系统等都会出现一定的变化，导致药物在孕妈妈体内奔跑的特点与普通人群有所不同。

首先是药物在孕妈妈体内的吸收有影响，孕期胃酸分泌减少，胃肠活力减弱，同时孕吐也会影响药物的吸收。

其次是药物在孕妈体内的分布，药物进入体内后几乎都会被血浆蛋白的迷人身姿所"吸引"，会与血浆蛋白结合，而孕期母体的血浆蛋白会因血容量的扩大而降低，会导致药物的游离浓度增大，其通过胎盘进入胎儿的游离浓度增大，加上胎儿的血浆蛋白含量低，故胎儿血中游离药物浓度约为母体的 1.2~2.4 倍，同时胎儿因各系统发育不完善不能像成人一样代谢这些药物，因此孕期用药相比较而言对胎儿造成的影响可能更大。

还有是药物在孕妈体内的代谢，孕期由于激素改变，药物代谢也受影响，这种影响较复杂，且不同的药物可能产生不同的影响，在孕期，没有与血浆蛋白结合的游离药物增加后不具备靓丽的身姿，容易被我们的肝脏视为"需要处理的物品"而进行加工改装，许多研究证实孕妈妈与没有怀孕妈妈使用同样剂量的药物后产生的效果是不相同的。

药物在孕妈体内有个特殊的跑道和健身场所，这个场所就是胎盘，随着妊娠周数的增加，胎盘血管合体细胞膜变得越来越薄，更有利于营养物质母儿间的交换，也促使药物更容易透过到达胎儿体内，几乎所有药物在妊娠28周以后，均能通过胎盘，药物透过胎盘的容易程度与药物的分子质量、脂溶性、结合及离子化的程度有关，亦与药物的浓度有关。

药物在孕妈体内奔跑的最后一站是肾脏，肾脏是主要用于药物排泄的场所，孕妈妈的肾血流，肾小球滤过率和肌酐清除率均增加，因此，药物在经过孕妈妈的肾脏时会提高速度加速向前通过。

总之，同一种药物在不同孕周服用、不同服用剂量、不同服药时间、一种以上药物协同作用、个体对同一药物代谢的不同反应、药物在某些特定条件下与其他因素相互作用等，会出现不相同的结果和结局，这好比同样的食物，有爱吃的有不爱吃的，心情好的时候想吃心情不好的时候不想吃，有的人吃了会拉肚子有的人会头晕……

因为孕期用药相关研究涉及伦理问题，故不能做人体前瞻性试验，某种药物的孕期安全等级主要源于动物试验或者回顾性临床总结，目前在我国并没有药品孕期分级目录，现在仍然参考的是美国食品药品监督管理局（FDA）制定的孕期用药分类（A、B、C、D、X），从A到X，药品的安全等级依次递减，后面一节我们会详细介绍。

四、药物在不同孕周对胎儿的影响

我们假定一位王女士怀孕了，我们就以这位王女士为例，讲述药物在不同孕周对胎儿的影响。

王女士在孕期服用的药物假定是D级以上安全级别（安全级别的定义请见后文）的药物。女性的孕周是从末次月经对应的日期开始计算的，王女士的末次月经的第一天为2月1日，若正常怀孕，那么2月7日为孕第1周，2月14日为孕第2周，排卵一般发生在下次月经来潮前14日左右，如果王女士月经周期平均28天计算的话，因此这位王女士的排卵日应该是2月14日左右，受精发生在排卵后12小时内，整个受精过程大约需要24小时，即2月15日为受精完成日，在孕第2周初至孕第3周末这段时间，即从2月15日到2月28日期间，受精卵开始有丝分裂并在输卵管内逐渐向子宫方向移动并植入子宫内膜的过程称为受精卵着床。着床前期（孕第4周前）早期囊胚与母体尚未直接接触，还在输卵管腔和宫腔分泌液中，药物影响囊胚的必备条件是药物必须进入分泌液中且具备一定浓度才起作用，因此，如果王女士在这段时间意外服药，影响结果是"全或无"，就是如果药物对囊胚的毒性极强，可以造成极早期流产，否则不会对囊胚产生影响。

王女士在3月1日至5月1日，即孕第4周初到孕第12周末这段时间，是药物的致畸期，因为这段时间，是胚胎，胎儿各器官处于高度分化，迅速发育，不断形成的阶段，首先是心脏，脑开始分化发育，随后是眼，四肢，生殖器，如果王女士从3月1日至5月1日服药（孕第4周初到孕第12周末），此药物若毒性强，浓度大，可能干扰胚胎，以及胎儿组织细胞的正常分化。这段时间，王女士尽量不要服药，或者最好经过医师药师的咨询后再服药。

王女士从5月2日直至宝宝出生，即孕第13周初到孕第40周这段时间，胎儿各器官均已形成，此阶段药物的致畸作用明显减弱，但我们仍不能掉以轻心，因为有些尚未完全分化的器官，比如生殖系统，此时用药还可能对其产生影响，神经系统因整个孕期持续分化发育，所以药物对神经系统的影响会一直存在。

总之，在孕早期要避免接触各种致畸因素，做好监护，对有遗传性疾病家族史的夫妇尤其要进行产前检查，尽早发现畸形胚胎，以便采取相应对策。

正确认识药物对胚胎或胎儿的影响

服药时间	对胚胎或胎儿的影响
末次月经——末次月经之后的半月内	受精前及受精时对生殖细胞有毒性，可能致生殖细胞畸变或死亡致不孕或流产
孕第 2 周初——孕第 3 周末	受精卵着床前期服药影响小，除非囊胚中毒导致早期流产，即常说"全或无"
孕第 4 周初——孕第 12 周末	此期是各器官各系统形成期，药物如杀伤了胚胎，导致流产，但如达不到此程度则可能会致畸
第 13 周初——孕第 40 周	进入胎儿期，此时除中枢及生殖系统需进一步发育外，多数器官均已形成，此段时间主要不是致畸而是毒性反应
1. 不同的胚胎器官作为靶器官对不同药物、在不同孕期的毒性反应不完全相同； 2. 并非接受致畸因素的胚胎均能致畸，与胚胎对药物的敏感性有关。	

五、药物的妊娠安全等级，您知道吗？

所有的药物都有风险等级，美国食品药品监督管理局（FDA）根据药物对胎儿的风险水平，将药物分为 5 个级别，A、B、C、D、X，从 A 到 X，药品的安全等级依次递减，对胎儿的危害等级依次递增，我们来逐个了解：

A级，经临床对照研究，对胎儿的伤害最小，是无致畸性的药物，如叶酸片等；

B级，无临床对照研究结果，动物实验未见对子代有影响，可在医师药师指导下使用，如青霉素，头孢菌素类，阿奇霉素等；

C级，无临床对照研究结果，动物实验显示对胎儿有不良影响，须权衡利弊，在医师药师指导下谨慎使用，如左氧氟沙星，金刚烷胺，利福平，异烟肼等；

D级，有足够证据证明对胎儿有危害性，孕期应避免使用，如氨基糖苷类，四环素类等。如在孕期中用了四环素，破坏了胎儿齿釉质，至成人时牙齿发黄。氨基糖苷类药物在孕期尽可能不用，例如链霉素等，它们可能损伤第八对颅神经而发生听力丧失。

X级，各种实验证实会导致胎儿异常，孕期禁用，如沙利度胺，利巴韦林等。

课外小知识：

1. 需要引起我们关注的是，有些药物比较特殊，有双重身份。它们有两个不同的危险等级，就是在不同孕期它们的身份不同，呈现出不同的风险等级，如常用的解热镇痛药吲哚美辛、布洛芬FDA划分为B类，但在孕晚期服用吲哚美辛有可能使胎儿发生动脉导管狭窄或闭锁，因此在孕晚期为D级，孕晚期不应再服这类药物。

2. 需要注意的是，即使是等级比较安全的药物，孕期服用也需要注意剂量。孕期需要按照医嘱或者说明书规定的剂量和疗程服用，在保证疗效的前提下采用单药品、低剂量、短疗程治疗；孕期用药尽量选用疗效稳定，上市时间久的老药，这样可以增加孕期用药的安全性。

3. 还需要注意的是，中药或者中成药由于没有相应的孕期临床试验结果，因此对于胚胎的影响无法用 FDA 的分级标准来进行评估。

历史沉浮：

1. X 级药物中最为出名的是沙利度胺（反应停），20 世纪 50 年代末和 60 年代初在欧洲盟军驻地附近的妇女在孕早期服用此药以减轻妊娠反应，结果发现不少胎儿出生时有上肢短小，下肢合并而呈海豹状故称之为海豹样畸形，这是人们在较早时期所认识到的 X 级药物。

2. 20 世纪 50 年代初曾被用以治疗先兆流产的性激素己烯雌酚，结果发现子代的女性在 6~26 岁间可以发生阴道腺病或阴道透明细胞癌，其后果是严重的，故属 X 级药物。

3. 异维 A 酸和异维甲酸是治疗青春痘的药物，具有明确的致畸性，也是 X 级药物。

4. 在 20 世纪 40 年代末期，人们就认识到在白血病合并妊娠中应用甲氨蝶呤可以发生绒毛坏死而导致流产，所以后来人们萌发了用甲氨蝶呤治疗绒毛膜癌的想法并获得成功，时至今日甲氨蝶呤还广泛用于治疗与滋养细胞有关的疾病如异位妊娠、胎盘植入等，故甲氨蝶呤属 X 级药物，在孕期禁用。

六、孕妈妈在服药前和服药后的注意事项

药物咨询门诊经常有不少忧心忡忡的孕妈妈，因为在不知自己已经怀孕下服用某些药物而来咨询是否会导致胎儿畸形。其实，一旦自己准备要怀孕或者已经怀孕，聪明的孕妈妈应该这样做：

1. 服药前要确定自己最近有没有同房，确定自己有没有停经，同时查看药品说明有没有明确提示孕妇禁用、忌用、慎用；

2. 如意外服药，要记住自己的末次月经、记住哪天开始用药的、用的是什么药、用了多长时间，并迅速到医院找医生或者药师确认；

3. 孕妈妈在服药后应该动态监测血 HCG，定期复查 B 超，做好产检工作；

4. 服药后只能说明服用本次的药物对本时间段内的胎儿有影响，同时也要考虑前期的服用药物史，既往的病毒感染史，自身的家族史，遗传疾病史，自己的不良嗜好史以及环境等对妊娠结局的干预，因此服用的药物对胎儿安全风险只是一个方面，医生不能替您做决定，最终决策权在您及家人手上。

七、利巴韦林，想生孩子必须严禁使用

利巴韦林，相信大家不会陌生，在治疗病毒性肺炎时往往会用到，其实这里存在着一定的使用误区，针对利巴韦林存在滥用现象，中国食品与药品监督管理局（CFDA）的药品不良反应信息通报已经针对利巴韦林的安全性问题进行了报道。

CFDA 建议广大医务人员要严格按说明书中适应征使用利巴韦林，利巴韦林是属于 FDA 妊娠用药分级中 X 级别，孕妇禁用，在所有动物实验中，有充分的资料显示它有明显的致畸作用，建议对育龄期妇女常规询问末次月经，同时告知患者停药 6 个月内避免怀孕，在治疗开始前、治疗期间和停药后至少六个月，服用本品的男性和女性均应避孕，育龄妇女及其伴侣应采取至少两种以上避孕方式有效避孕，一旦怀孕立即报告医生，因为药物少量经乳汁排泄，利巴韦林对乳儿有潜在的危险，不推荐哺乳期妇女服用利巴韦林。

八、孕期保胎用药知多少

怀孕之后，孕妈妈可谓道路漫漫，路途艰辛，怀孕之后如果出现流产的征兆，发生早产的迹象，往往更加紧张，什么情况下需要保胎？该如何保胎？到底该服用哪种保胎药？更是牵动着全家人的神经，保胎药的恰当使用是一门大学问，讲究"天时、地利、人和"，孕早期，孕中期和孕晚期用药大有不同，现在请和我们一起开启这扇幸福之门，揭开保胎药的神秘面纱。

说到保胎药，有过分娩经历的孕妈妈最常想到的是支持黄体功能的黄体酮、宫缩抑制剂硫酸镁，盐酸利托君等。其实，他们只是"保胎家族"中的几个代表性药物罢了，对于不同原因所选用的保胎药也存在很大个体差异，保胎药主要有以下几大类：

1. 孕激素类

这类药物常用的有黄体酮胶囊、黄体酮注射液、地屈孕酮片等。怀孕早期，"黄体"分泌孕激素的作用是维持妊娠，黄体酮胶囊、黄体酮注射液是天然孕激素，安全有效；地屈孕酮片为天然孕激素改良款，口服吸收好，无明显药物副反应，但费用相对较高。黄体酮注射液适用于妊娠呕吐较剧烈的孕妈妈，只不过有孕妈妈反映注射后局部疼痛有硬结，且需奔波于医院注射，不利于长时间用药及保胎治疗。相比之下，口服的黄体酮胶囊和地屈孕酮片使用更方便、有效。在服药剂量方面，这些药都是处方药，需要根据医生的医嘱剂量来服用，所以孕妈妈在服药前最好问清楚这些保胎药的剂量。

这些可以用于保胎的孕激素类药并不是万能的保胎药哦，它只适用于因黄体酮不足引起的流产患者，而那些因遗传因素、环境因素、母体疾病等导致的宝宝发育不良或异常，或是胎死宫中等情况引起的流产，则不能用黄体酮、地屈孕酮进行保胎治疗哦。

需要注意的是，不要一看到孕激素就都认为可以用于保胎，有些孕激素药物如炔诺酮片、醋酸甲羟孕酮片，这些药是绝对不能作为保胎药进行治疗的，属孕期禁用药，如炔诺酮不但具备黄体酮的作用，而且还有睾丸酮的作用，所以若将其用于保胎治疗则很可能会导致女婴的外生殖器官男性化；而醋酸甲羟孕酮片可引起子宫内膜的腺体发育不良，从而影响胚胎正常的生长发育。请孕妈妈在医生的指导下合理使用，切记不要自己和家人自行选择保胎药。

2. 硫酸镁

硫酸镁可用于保胎，原因是高浓度的镁离子直接作用于负责收缩子宫的部件，这个部件叫子宫平滑肌细胞，起到松弛子宫作用，从而起到保胎作用。

有过分娩经历的孕妈妈可能有印象，医生在查房时会用叩诊锤叩击某位孕妈妈的膝关节，检查孕妈妈的膝反射有没有消失，那这位孕妈妈肯定是使用了硫酸镁，这是使用硫酸镁后的常规检查，因为镁可以把钙赶跑，而钙主要负责肌肉收缩，如果钙丢失多了，肌肉收缩就没有了动力，会导致一系列的膝反射消失，肌无力等，此时应立即停用硫酸镁，并用补救治疗来除去多余的镁和补充丢失的钙。

所以，当孕妈妈入院保胎治疗期间，如果使用了硫酸镁，记得注意以下几点：看看自己用了硫酸镁后呼吸频率，尿量，膝反射这些有没有明显的感觉有变化，认真观察的同时及时向医生反馈，这样的话可以更好地安心保胎，更安全用药。

这里需要引起注意的是，2013 年美国食品药品监督管理局（FDA）将硫酸镁的妊娠分级由 A 级变为 D 级，主要目的在于解决硫酸镁的非适应证使用和不规范使用的问题，但硫酸镁已在产科应用数十年，起到了很重要的临床应用价值，只要合理使用，"好而不贵"的硫酸镁还是有独特的优势的。

3. 盐酸利托君

盐酸利托君有几个好听好记的外号，而他们的身份证名字都叫盐酸利托君，是孕晚期保胎药，有口服和注射两种剂型，这位"同学"可以预防孕晚期的早产，它作用的最终部件也是子宫平滑肌，起到松弛子宫作用，但作用的发力点和起始点大大提前，随着发力点的提前，必然导致一系列的跨界作用，就是正常药效之外的一些药理作用，比如使用过程中常会出现孕妈妈和胎儿心率增加，还可发生恶心、呕吐、头痛、心烦意乱等一些不适，所以当孕妈妈在使用盐酸利托君时，或多或少会出现刚才提到的这些反应，孕妈妈不要过分担心，这是正常的，为了宝宝的平安落地，我们孕妈妈要咬紧牙关坚持不放弃，就可以迎来胜利的曙光，孕妈妈也不要担心这些不适症状会伴随很长时间，只要停药就会立即消失的。

盐酸利托君在治疗早产的保胎时间、延长孕周时间及新生儿出生体重均体现出非常好的效果，因此，在保胎药排行榜上也是榜上有名哦。

4. 阿司匹林

阿司匹林具有非常悠久的历史，诞生至今已有一百多年，我们耳熟能详就是它的解热镇痛作用，常用于发热、头痛、神经痛、肌肉痛、风湿热等的治疗，可谓小身材大能量。

在我们这里，它焕发了新的光彩，有了特殊的能力，很多医生的研究和临床数据表明，小剂量的阿司匹林可对抗由心磷脂抗体阳性所导致的复发性流产，如果这位孕妈妈以前有过多次的流产史，而且医生检查到有心磷脂抗体阳性，您不妨在医生的医嘱下服用该药，会起到意想不到的保胎效果哦。

这里需要注意的是，阿司匹林可透过胎盘，FDA 将阿司匹林的妊娠分级定为 C/D 级，一定有明确的指征时才可服用，且用药剂量和用药时间有明显规定和要求，请务必在医生的指导下服用该药。

服用阿司匹林温馨小提醒：以前的阿司匹林片到达胃内后在酸性胃液作用下崩解，引起胃肠道刺激甚至胃黏膜损伤出血，是阿司匹林常见的副作用，为减少副作用，因此推荐阿司匹林片餐后服用。随着制药工艺的提高，目前肠溶型阿司匹林研发出来，在阿司匹林外有一层耐酸的包衣，保护它顺利通过胃内酸性环境不被溶解，到达小肠碱性环境缓慢释放吸收，从而大大减少胃肠道的不良反应。肠溶型阿司匹林如在饭中或饭后服，会与食物中碱性物质混合提前释放会产生胃肠道副作用，而空腹服用可缩短胃内停留时间，顺利到达吸收部位小肠，因此建议阿司匹林肠溶片最好在空腹服用，且前提条件是肠包衣好的，没有破坏没有掰碎的肠溶阿司匹林片，提示我们在服用阿司匹林肠溶片时切忌是不能掰开服用的，必须整片服用。

总之，服用前建议大家一定要看清楚是阿司匹林普通片还是肠溶片，阿司匹林普通片餐后服用，而阿司匹林肠溶片餐前服用。

5. 醋酸泼尼松片

它也叫强的松片，属于肾上腺皮质激素类药，通过免疫抑制作用来治疗免疫机制异常所导致的复发性流产患者，从而达到保胎的作用，醋酸泼尼松和阿司匹林是一对黄金搭档，经常一起并肩作战，为很多由自身免疫性抗体之类原因所致复发性流产孕妈妈实现人生梦想立下了汗马功劳。

醋酸泼尼松片的妊娠分级也定为 C/D 级，如果服用不当，不仅达不到治疗效果，而且还会造成母体和胎儿的影响，因此一定有明确的指征时才可服用，且用药剂量和用药时间有明确规定和要求，请务必在医生的指导下服用该药。

当然还有很多其他的保胎药，如中成药类的保胎药等，这里不一一陈述。这里需要提醒孕妈妈的是：保胎药均是处方药，切忌不能自行购买并服用，应该在医院医生的指导下正确服用，我们除了应该知道保胎药的分类，保胎药的药效，更应掌握的是孕妈妈一旦发现自己停经，应立即到医院就诊，在确定怀孕后必须定期产检，同时还应知道出现哪种情况（有阴道出血，特别是血色鲜红或伴有下腹疼痛）需及时提醒自己肚子里的宝宝情况有恙了，需要立即让医生查看了。

同时需要温馨告知孕妈妈的是，孕妈妈每天应从事一定量的运动以维护健康及体力，但切不可太过激烈或做危险的运动，避免因剧烈事件引起胎盘早剥而导致早期流产；孕妈妈应对"流产与保胎"有正确的认识，怀孕其实是一个试错的过程，也是一个自然选择和自然淘汰的过程，除了临床医生诊断明确必需服药外，孕妈妈切不可盲目崇拜保胎药而自行保胎，怀孕有风险，保胎需谨慎。

九、孕期贫血症用药

孕妈妈如果在怀孕期间经常呕吐，胃口不好，心情低落，皮肤苍白，头晕乏力，那这位孕妈妈十有八九是贫血了，而且是严重贫血了。

现代孕妈妈生活条件大大改善，怀孕期间发生贫血实属难得，但孕妈妈不可掉以轻心，因为怀孕后为了保证胎儿足够伙食，母体对"养分"的需求大增，但常因原料供不应求，造成汤（血容量）的增加量远多于丸子（红细胞），母体血液呈稀释状态，因此虽没有表现出明显的贫血貌，然而产检中常常发现孕妈妈的血液指标往往不达标，除了发现有缺铁性贫血，甚至还发现巨幼细胞贫血，为理清孕妈妈贫血的来龙去脉，为更好地为孕妈妈贫血治疗提供合理的药物，我们现在一起进入这个神秘的课堂。

我国 2014 年妊娠期铁缺乏和缺铁性贫血诊治指南中指出，妊娠合并贫血是指妊娠期血红蛋白浓度小于 110g/L，铁缺乏指血清铁蛋白浓度小于 20μg/L，妊娠期缺铁性贫血是指妊娠期因铁缺乏所致的贫血，血红蛋白浓度小于 110g/L，同时血清铁蛋白浓度小于 20μg/L。

孕期贫血程度和应对措施

贫血程度	血红蛋白量 （单位：g/L）	血清铁蛋白 （单位：μg/L）	应对措施
正常	≥ 110g/L	≥ 20μg/L	防碰防摔防贫血
轻度	100~109g/L	< 20μg/L	食补 + 口服药补
中度	70~99g/L	< 20μg/L	食补 + 口服药补
重度	40~69g/L	< 20μg/L	住院治疗
极重度	< 40g/L	< 20μg/L	住院治疗

各位孕妈妈在拿到血常规报告时一定要看血红蛋白这一项，记住 110，就记住它的标准值啦，只要小于 110，再结合血清铁蛋白的值就知道有无贫血和贫血的严重程度啦。

在分享如何治疗孕期贫血前，我们先把孕妈妈平时预防贫血的"心灵鸡汤"分享一遍，孕妈妈如果怀孕前有月经过多现象，要及时加以注意并积极接受医生治疗，怀孕前期要把身体调节的棒棒哒，加强营养，可优先食用富含铁丰富的猪肝、鸡血等，食用促进铁吸收的菜花，胡萝卜等，要保证女神们怀孕后的能量储备。

在治疗孕期由缺铁引起的贫血，应每日补充铁 100~200mg，治疗 2 周后复查血红蛋白评估疗效，看看贫血指标有没有改善，目前市场上口服铁剂补血的药物很多，有无机铁药物，也含有机铁药物，有片剂，有胶囊剂，还有口服液，只要在医生的指导下，同时按照说明书指定的服用方法服用即可，比如轻中度贫血孕妈妈以食补和口服药补为主，有多糖铁复合物，富马酸亚铁，琥珀酸亚铁，硫酸亚铁，葡萄糖酸亚铁，蛋白琥珀酸铁，另有注射铁剂及输血方法，但注射铁剂和输血方法只有在一定指征并需要专科医生的指导下使用，适用于重度和极重度贫血的孕妈妈。

需要孕妈妈注意的是，口服铁剂时，可与维生素 C 一起服用，可增加铁的吸收率，有助改善贫血。

贫血的孕妈妈如果经补铁治疗半月后无效，说明贫血还有其他的原因，刚才我们提到的是由缺铁引起的贫血，它有个文雅的学术词语，叫小细胞低色素贫血，而接下来，我们这里介绍的是它的"大哥"，大细胞性贫血的巨幼细胞贫血，他俩都是难兄难弟，日子过得都很拮据，都没有吃饱饭，巨幼细胞贫血是由缺乏叶酸和维生素 B_{12}，引起 DNA 合成障碍所致的贫血。大细胞性贫血没有吃饱叶酸和维生素 B_{12}，小细胞低色素贫血是没有吃饱铁，这就为我们指明了治疗的道路，如果巨幼细胞贫血诊断明确，孕妈妈应每日口服叶酸 15mg，这里需要提醒孕妈妈的是，如果感到手足麻木，针刺，冰冷等感觉异常或者行走疼痛，说明维生素 B_{12} 同时也缺乏，必须同时配合维生素 B_{12} 进行治疗，这样方可改善神经系统不适症状的同时，积极改善贫血。

十、孕期糖尿病用药

怀孕，对于每对新婚夫妻来说，可谓是无比美妙，无比幸福的事情，对于女性来讲，更是人生中一个极其特殊且重要的阶段。为了得到一个健康、聪明的宝宝，准爸准妈们都要做大量的准备工作，但是，孕期总是容易被这样那样的不高兴不如意找上门，威胁孕妈妈和胎儿的健康，其中，孕期糖尿病就是常见的麻烦之一，有很多孕妈妈也许都有过这样的经历，在定期产检的某一天，医生让孕妈妈们口服75g葡萄糖，然后抽血2~3次，对的，这就是糖耐量试验，目的就是检测孕妈妈怀孕后的血糖水平，看看有无孕期糖尿病。

孕期糖尿病又有以下两种情况，我们来慢慢学习：

一种为孕前糖代谢正常或有潜在糖耐量减退，怀孕期间才出现或确诊的糖尿病，又称为"妊娠期糖尿病"，英文缩写为GDM，孕期糖尿病妈咪大部分为这种类型，即GDM，最近几年有明显增高趋势，GDM妈妈糖代谢多数于产后能恢复正常，但如果不及时加以重视和治疗，将来患Ⅱ型糖尿病的机会增加，且在孕期母子都有风险，应该加以重视。

另一种为怀孕前就已确诊患糖尿病称为"糖尿病合并妊娠"，如果孕前血糖高，应进行如下准备：积极来院就诊，停用口服降糖药，改为用胰岛素控制血糖，开始口服叶酸，接受糖尿病教育，积极控制血糖，加强血糖监测，检查有无血管和神经病变，如有吸烟嗜好必须戒掉，以上内容，还须遵照医嘱哦。

如果怀孕后发生血糖高，药物的选择应该为胰岛素，胰岛素是大分子蛋白，不通过胎盘，安全性高，是妊娠期首选的降糖药物，口服降糖药在孕期应用的安全性、有效性未得到足够证实，目前不推荐使用。

具体使用方面，须严格遵守医生的建议，一般会依据孕周、体重、身高及血糖水平，综合判断使用胰岛素的剂量，在使用胰岛素期间，孕妈妈需配合医生严密监测餐前、餐后，以及晚上睡前的血糖。

这里需要提醒孕妈妈注意的是：和普通的糖尿病患者一样，孕期糖尿病妈妈如果治疗过度或者血糖管理不当，也会出现低血糖的风险，而低血糖比糖尿病本身危害更大，所以"糖"孕妈妈出门的时候最好有家人陪伴，当出现头昏、头痛、视物模糊时，就要考虑低血糖，需及时补充一些升血糖的食物。

十一、孕期高血压用药

孕妈妈在定期产检中，有一项是每次必查的，这就是血压，这是因为在孕期，准妈妈们容易被高血压这位不速之客打扰，有时因为症状不是很明显，准妈妈们可能都不会发现，只有每次产检都测量血压，才可提前把握血压的变化情况，如果孕妈妈不定期产检，不加以重视，当出现头晕、头痛、视物模糊等症状，情况就更加危重了，如果没有得到及时治疗，会危及母体及胎儿的生命。所以，为了宝宝的健康出生，孕妈妈们一定一定要注意检查自己是不是有孕期高血压哦！

现在我们来进一步了解一下什么是孕期高血压，孕期高血压是孕期女性特有的疾病，它包括有妊娠期高血压、先兆子痫、子痫、慢性高血压并发子痫前期以及妊娠合并慢性高血压，说到这里，大家是不是一头雾水，怎么这么多的种类啊，其实也简单，就是血压升高程度不同，并发症程度不同，疾病缓急情况不同而已，孕妈妈就是要知道，孕期高血压有轻度、中度和重度之分，轻度孕期高血压主要表现为血压轻度升高，部分孕妇会伴随有轻度水肿和少量的蛋白尿，这一阶段如不引起重视，则会迅速发展并恶化，提醒孕妈妈要对这个不速之客一定要高度保持关注，提前重视并将他快速请出家门。

孕期高血压该怎么办呢？目前普遍的治疗方法主要有两种，一种是在家中自行调理，另外一种就是住院接受医生的治疗，前者适用于轻度孕期高血压患者，后者适用于自行调理无果及重度孕期高血压准妈妈。

那如何自行调理呢，孕妈妈首先要心态平和，要知道宝宝是能够感受到大人的情绪的，其次要保证足够的睡眠时间，睡觉时建议左侧卧，因为这样有利于子宫胎盘的血液循环，再有是在日常饮食上要"三高两低"：高蛋白、高钙、高钾、低盐和低脂肪，这个是预防孕期高血压的一个主要的食疗方案，多吃芹菜多吃鱼。

如果血压升高到一定程度，有一定的临床症状了，就需要入院接受治疗，孕期常用的降压药有拉贝洛尔，甲基多巴或硝苯地平等，这些降压药性格温和，作用可靠，在合适的剂量内，对胎儿无毒副作用，不影响心每搏输出量，肾血流量及子宫胎盘灌注量，不会导致血压急剧下降或下降过低。

孕妈妈不能服用的降压药物是血管紧张素转换酶抑制剂（ACEI，药名末尾是"普利"的药物）和血管紧张素Ⅱ受体拮抗剂（ARB，药名末尾是"沙坦"的药物）之类的降压药物，孕妈妈要加以注意。

总之，怀孕后，准妈妈一定要定期产检，常量血压，常数胎动，提高重视，自行调理，积极配合医生进行孕期高血压的治疗。

十二、孕期感冒用药，不是想用就能用

感冒就像夏天的雨说来就来，孕妈妈下雨天打伞需防滑，同样道理孕妈妈感冒后不是感冒药想用就能用，为了胎儿的安全，必须选择适合孕期服用的感冒药，药店里随处可买到感冒药，孕期感冒药哪些不能用？感冒症状不同时又该如何选呢？

我们认识的感冒药大都是从电视广告上知道的，当然也有药店销售人员的推荐，目前市场上存在的感冒药品种众多，这里的感冒药指的是商品名，商品名是药品生产厂商自己确定，经药品监督管理部门核准的产品名称，具有专有性质，不得仿用，而且这些感冒药大都都是复方制剂，里面含有不同的成分，用来消除不同的症状，所以各位孕妈妈在购买感冒药时，关键是看感冒药里的成分，关键是看感冒药里的成分，关键是看感冒药里的成分，重要事情说三遍，看这些成分能不能治疗相应的症状，如发烧，咳嗽，流涕，同时知道了这些成分，也就知道了到底对胎儿有没有影响，孕期能不能使用。

常用复方感冒药的成分

退热去痛	缩血管	止咳祛痰	抗组胺	抗病毒	其他
对乙酰氨基酚	伪麻黄碱	右美沙芬	氯苯那敏	金刚烷胺	咖啡因
布洛芬		愈创甘油醚	苯海拉明		人工牛黄
阿司匹林		氨溴索	氯雷他定		
双氯芬酸					
氨基比林					

2012 年的《普通感冒规范诊治的专家共识》指出，孕妇应特别慎用感冒药物，孕妇尽量不使用阿司匹林（感冒尽量不要服用，但治疗特殊原因引起的复发性流产除外）、双氯芬酸钠、苯海拉明、布洛芬、右美沙芬等，以免影响胎儿发育或导致孕期延长，孕前三

个月内禁用愈创甘油醚。那接下来，我们具体看看感冒药里各个成分的治疗作用及其对胎儿的影响。

对乙酰氨基酚 用于退热去痛，对乙酰氨基酚妊娠分级 B 级，该药可以透过胎盘，虽然药物可通过胎盘，但治疗剂量下短期应用比较安全，可用于孕期整个过程的退热和去痛，成人常用一次用量为 300~500mg，若发热持续，可每隔 4~6 小时服药 1 次，连续使用一般不超过 3 天，需要引起孕妈妈注意的是，单次或多次大剂量应用可导致肝细胞损伤，近年来有学者的研究显示孕期过量长期服用对乙酰氨基酚可能与儿童哮喘有关，但目前仍有争议，该药仍是孕期退热的首选药物。

布洛芬 用于退热去痛，为了安全起见，孕妈妈尽量不选用该药物用于退热去痛，除非对乙酰氨基酚服用后退热效果不见效，在高烧不退的情况下，在怀孕中期可在医生药师的指导下少量使用，该药在妊娠早期和晚期使用存在风险，在孕晚期或接近分娩时使用风险等级为 D，在孕晚期使用存在导致新生儿出现肺动脉高压的风险，也存在抑制临产延长产程的风险，同时准备怀孕的女性也尽量不要使用布洛芬，因为有动物模型显示布洛芬或多或少可抑制胚泡的植入。

阿司匹林 为了安全起见，孕妈妈尽量不选用该药物用于退热去痛，尤其不要在孕早、晚期使用，低剂量适用治疗特殊原因引起的复发性流产除外，和布洛芬一样，阿司匹林也可抑制胚泡植入，因此，准备怀孕的女性应当避免使用，阿司匹林用于退热去痛。

双氯芬酸 用于退热去痛，为了安全起见，孕妈妈尽量不选用该药物用于退热去痛，尤其不要在孕早、晚期使用，和布洛芬、阿司匹林一样，双氯芬酸也可抑制胚泡植入，因此，准备怀孕的女性应当避免使用。

氨基比林 用于退热去痛，70 后、80 后同学们是否有印象，小时候在治疗退烧时常常会在屁股上打"退烧针"，其实就是该药，氨基比林退热止痛作用较强而持久，是个老药，确实在特定的历史时期起到了一定的作用，因氨基比林能引起骨髓抑制，故单用制剂已淘汰，现在临床常用的是它的复方制剂，如复方氨基比林注射液，也叫复方氨林巴比妥注射液，如氨基比林咖啡因等，其说明书在孕期用药方面均标注为"未进行该项实验且无可靠参考资料"或"尚不明确"。为了安全起见，孕妈妈尽量不选用该药物用于退热去痛。

伪麻黄碱 这个成分是感冒药里的座上宾，几乎每种感冒药都有它的身影，伪麻黄碱为拟肾上腺素药，可收缩上呼吸道毛细血管，消除鼻咽部黏膜充血，解除感冒时鼻塞症状，人类资料有限，相关动物资料缺乏，孕期应当谨慎使用。

右美沙芬 是一种镇咳药，孕期适用，右美沙芬因无成瘾性等优点而被临床广泛应用。

愈创甘油醚 是一种广泛使用的祛痰剂，普通人群可以服用，但 2012 年的《普通感冒规范诊治的专家共识》指出，孕妈妈在孕前三个月内禁用愈创甘油醚。

氨溴索 是一种黏液溶解剂，用于咳嗽，痰液黏稠和排痰困难，人类资料有限，相关动物资料缺乏，说明书提示氨溴索在孕前三月内慎用。

氯苯那敏 它还有个如雷贯耳的名称，叫扑尔敏，用于缓解感冒过敏症状，氯苯那敏孕期适用。

苯海拉明 用于缓解感冒过敏症状，妊娠分级为 B 级，但 2012 年的《普通感冒规范诊治的专家共识》指出需谨慎使用。

氯雷他定 用于缓解感冒过敏症状，是一种长效抗组胺药，妊娠分级为 B 级，孕期适用。

金刚烷胺 用于预防和治疗流感病毒 A，国内的厂商的说明书多标注为"未进行该项实验且无可靠参考资料"或者"不明确"等模糊性表述，由于分子量较小，金刚烷胺可以通过胎盘，故孕妈妈在孕早期禁用。

咖啡因 中枢兴奋药，咖啡因广泛存在于咖啡、茶和巧克力等饮料和食品中，孕妈妈在孕期适用。

人工牛黄 功能主要为清热解毒，《中华人民共和国药典》（2015年版）对于孕妇的使用建议为"慎用"。人工牛黄成分和功效与牛黄相似，也为孕妈妈"慎用"药品。

总之，孕妈妈在孕期感冒后尽量不要服用药物，如果感冒特别严重，用药前先确认自己有无停经，有无同房和自己有无怀孕，用药前请仔细核对药品说明书以及这个感冒药所含的成分，要以药品说明书最新的要求和规定为准，最好在医生药师的指导下合理使用。

十三、孕期哮喘该如何用药？

孕妈妈如果有哮喘，且诊断明确，怀孕后如果恰逢哮喘不期而遇，哮喘急性发作，应积极乐观，应采取合理治疗，哮喘这个顽疾会得到良好控制，孕期相对安全。

如果为轻度间歇性哮喘，可选用吸入性沙丁胺醇；

如果为轻度持续性哮喘，可选用吸入性布地奈德；

如果为中度、重度哮喘需联合用药，需有明确的应用指征时方可使用，以药品说明书最新的要求和规定为准，最好在医生药师的指导下合理使用。

十四、孕期阑尾炎打扰，如何有效应对

孕妈妈在怀孕期间，如果出现转移性右下腹痛、右下腹压痛、发冷、寒战或者发热时，最好立即到医院，查看是否是阑尾炎来袭，不可粗心大意，如果不及时发现和治疗，会加重并影响到胎儿，从药物的安全性来讲，甲硝唑、青霉素和头孢菌素为安全有效的抗生素，但如有过敏史，不能使用。孕期阑尾炎，一定要立即到医院就诊，积极抗生素抗感染治疗的同时，为防止炎症扩散，须尽快进行手术。

十五、孕期疫苗该不该打？我来帮您解答

有孕妈妈在不知道自己怀孕的情况下意外打了疫苗，也有孕妈妈为了自身健康的需要，或者为了降低宝宝的某些疾病风险，会主动接种一些疫苗，孕期疫苗该不该打？我来帮您解答：

孕期疫苗一览表

疫苗	类型	对孕妇推荐	备注
乙肝疫苗	灭活重组疫苗	适用	美国妇产科医师协会建议对有高危感染暴露前或暴露后妊娠妇女进行该疫苗的接种，同时尽量避免在孕早期接钟
乙型肝炎免疫球蛋白	生物制品（非疫苗）	适用	美国妇产科医师协会建议，孕妇接触乙肝病毒应使用本品进行接触后预防
甲肝疫苗	灭活疫苗	适用	如是减毒活疫苗孕妇不宜使用，在打前咨询医务人员
卡介苗	活疫苗	禁用	活疫苗孕妇不宜使用

疫苗	类型	对孕妇推荐	备注
流感病毒疫苗	灭活疫苗	适用	
破伤风疫苗（百白破疫苗）	类毒素	可用	母体获益＞＞胎儿风险，可与破伤风免疫球蛋白合用预防破伤风
风疹疫苗	活疫苗	禁用	
狂犬病疫苗	灭活疫苗	适用	暴露后立即注射预防
麻疹疫苗	活疫苗	禁用	
水痘疫苗	活疫苗	禁用	

总之，孕妈妈尽量在孕前就把该打的疫苗注射完，就安全性而言，灭活疫苗＞减毒活疫苗＞活疫苗，而对于那些母体获益＞＞胎儿风险的疫苗，建议暴露后立即注射。

十六、孕期呕吐怎么办？如何服用安全的止吐药物

孕妈妈十有八九怀孕后会出现恶心呕吐的症状，最严重的情况是频繁呕吐和剧烈呕吐，会造成孕妈妈脱水、电解质紊乱、营养不良和体重减轻，呕吐通常从孕 6 周开始出现，孕 20 周左右逐渐减轻，严重呕吐的孕妈妈需要住院治疗，需肠内或肠外营养支持纠正。

孕妈妈呕吐时要情绪稳定，不要有思想顾虑，可改善生活方式，少食多餐，避免刺激性气味，吃高糖低脂食物等，中医指出生姜有止吐作用，可改善轻度症状。

在药物治疗方面，维生素 B_6 和甲氧氯普胺均可以服用，均可改善孕期恶心呕吐症状，昂司丹琼可改善各种严重程度的孕期恶心呕吐及妊娠剧吐。

十七、恼人的孕期阴道炎，如何正确对待

怀孕后了生病，是广大孕妈们的烦恼，不治疗，怕延误病情，治吧，又怕药物影响到宝宝，尤其是当胎儿娩出的通道——阴道，出现疾病时，到底该如何正确用药，我们现在来一起分享。

我们有个产科就诊统计，在产检的孕妈妈中，有外阴及阴道炎的占有很大比例，女性的阴道可以说是一道天然"防护墙"，它能很好地抵挡外界细菌的入侵，一旦这道"防护墙"受到破坏，比如得了阴道炎，细菌便会乘虚而入，给女性带来诸多危害，尤其当肚中有了宝宝后，阴道炎可导致羊膜感染、早期破水、早产等；在分娩过程中，还会影响胎儿，引发新生儿鹅口疮，臀红，女婴外阴炎等。

怀孕后，由于孕妈妈体内激素分泌量增加，子宫和盆腔的供血较孕前增加，宫颈管内腺体分泌增加，这时，阴道分泌物的量会有所增加，会出现白带量多、透明清亮，像蛋清样，但无异味，这并不是阴道有炎症的表现，准妈妈们不必太过于惊慌，也不必过度清洗，它所分泌的黏液主要是起到一种防止外界病原体入侵子宫的屏障作用，这是女性在孕期的一种生理改变，多属于正常的现象。

但是，由于孕期阴道上皮内糖原增加、酸度增高，阴部汗腺、皮脂腺的分泌旺盛，这样的环境非常有利于病菌的生长，如果有不洁性交，孕期营养缺乏，没有休息好，穿着不透气的非棉内裤，很容易引起阴道炎发生，这时，准妈妈们除了感觉白带明显增多外，白带在颜色、性状、气味等方面也都会发生改变，而且还可伴有外阴瘙痒等症状，此时就必须引起重视并积极治疗了。

孕期最常见的阴道炎有霉菌性阴道炎（也叫念珠菌性阴道炎，学名叫假丝酵母菌阴道炎）、滴虫性阴道炎，以及细菌性阴道炎，那接下来，我们都认真了解一下这三种阴道炎的特征和治疗方法。

这里需要提醒的是，如果孕妈妈感觉外阴瘙痒，白带有异常，先不要自行用药，要不会干扰医生的检查结果，建议孕妈妈们出现前面提及的各种症状后，首先医院检查，等病原体确定之后，有针对性地用药，且优先考虑局部用药。

霉菌性阴道炎，当孕妈妈感到外阴严重瘙痒，灼痛，可伴有尿频、尿痛，白带的特点是稠厚，像豆腐渣样或凝乳状，如果孕妈妈发现自己出现这些特征时，很可能有霉菌性阴道炎，请及时到医院让医生进行相关检查，及时对因、对症用药，在孕早期尽量避免口服用药，症状轻者可以使用中药洗剂清洗外阴，辅以栓剂于睡前塞入阴道中，有助于改善外阴瘙痒，如果在孕中期，孕晚期，这时期胎儿比较稳定，可以在医生的指导下通过口服药物、局部用栓剂、清洗外阴的方法来治疗霉菌性阴道炎，常用的药物有克霉唑栓剂和制霉素栓剂，特比萘芬阴道剂，霉菌性阴道炎有单纯性和复发性，各位孕妈妈一定要提高认识，积极治疗。

滴虫性阴道炎，主要感觉为外阴轻度瘙痒，灼痛，白带的特点是泡沫状，黄绿色，有臭味，如果孕妈妈发现自己出现这些特征，很可能有滴虫性阴道炎，请及时到医院让医生进行相关检查，及时对因对症用药，可以在医生的指导下通过口服药物来治疗，常用的口服药物有甲硝唑，一次 400mg，一日两次，连服 7 天，各位孕妈妈一定要提高认识，积极治疗，若为滴虫性阴道炎，丈夫必须同时接受治疗，否则容易复发，治疗期间禁止同房。

细菌性阴道炎，主要感觉为外阴轻度瘙痒，灼痛，白带的特点是白色分泌物，有特殊的鱼腥味，如果孕妈妈发现自己出现这些特征，很可能有细菌性阴道炎，请及时到医院让医生进行相关检查，及时对因对症用药，可以在医生的指导下通过口服药物来治疗，常用的口服药物有甲硝唑，一次 200mg，一日三次，连服 7 天，各位孕妈妈一定要提高认识，积极治疗。

有些孕妈妈担心孕期用药治疗阴道炎会影响宝宝的健康，从而拖着不去医院，其实这是不正确的做法，孕期用药虽然是一个比较谨慎的问题，但是孕期慎用药并不等于孕期不能用药，当孕妈妈确诊是有阴道炎时，可在医生的指导下合理规范地使用对胎儿毒性小的外用药物或者口服药物，孕期阴道炎如果不能给予及时治疗，可引起其他病菌的混合感染，进一步引起宫内感染，病菌继续上行感染的话还可引起胎膜早破而引起早产等。

总之，准妈妈们怀孕后要勤洗外阴，勤换内裤，不穿过紧、过厚的或化纤内裤。一旦出现白带增多时，需留意白带的性状，先辨别是生理性的还是病理性的，如果只是生理性增加的话就可不必太过于担心，但如果是病理性的，则不能掉以轻心，最好能立即到医院检查以明确诊断，才能得到及时有效的治疗，以保障母子的健康。

十八、孕妇能用聚维酮碘溶液治疗阴道炎吗？禁用

孕妈妈如被阴道炎侵扰，可以用消毒的聚维酮碘溶液冲洗阴道吗？不可，孕妇禁用聚维酮碘溶液是有依据的，中国药典 2005 版临床用药须知指出，正常外用皮肤很少会吸收，但可通过阴道黏膜吸收并在乳汁中浓缩，乳汁中的浓度要比母体血清浓度高 8 倍，因此哺乳期妈妈也是禁用聚维酮碘溶液，也不可用于婴儿，因婴儿皮肤红润可导致碘有明显吸收。

聚维酮碘溶液（碘伏）是非处方药 (OTC)，如果孕期和哺乳期妇女长期大量使用，因阴道黏膜吸收碘，可影响到胎儿或婴儿的甲状腺功能。因此，孕妇如有阴道炎，是绝对不能用聚维酮碘溶液冲洗、坐浴的。

但是，聚维酮碘溶液作为消毒剂使用，一过性使用或短期使用，碘摄入十分有限，影响很轻微。因此，孕妇分娩、新生儿断脐消毒时使用聚维酮碘溶液，只要不是大面积长期使用，完全不必担心。

十九、孕期瘙痒或是肝内胆汁瘀积惹的祸

有些孕妈妈会在孕期出现瘙痒，多在孕 30 周后出现，常呈持续性，白昼轻，夜间加剧，瘙痒一般先从手掌和脚掌开始，然后逐渐向肢体近端延伸，甚至可发展到面部，也有孕妈妈出现轻度黄疸，因瘙痒抓挠皮肤出现条状抓痕，此时很可能是妊娠期肝内胆汁淤积症（简称 ICP）惹的祸，它是孕期特有的并发症，尤其在我国的长江流域发病率较高。

血清胆汁酸测定是诊断 ICP 的最主要的实验室依据，如果孕期的产检报告中出现了胆汁酸化验报告，就说明医生在观察您有没有妊娠期肝内胆汁淤积症的发病风险。

如果孕妈妈确诊为 ICP，应选择宽松、舒适、透气性及吸水性良好的纯棉内衣裤袜，床单整洁，避免搔抓加重瘙痒和皮肤损伤，可压、拍局部以减轻瘙痒感，注意保持手部清洁，禁止用过热的水洗浴，勿使用肥皂擦洗，饮食应以清淡为主，禁食辛辣刺激性食物及蛋白含量高的食物，多食用水果和蔬菜补充各种维生素及微量元素，在药物治疗方面，可服用熊去氧胆酸，同时配合给予一定的外用药（如炉甘石洗剂）可改善皮肤瘙痒症状。

因妊娠肝内胆汁淤积症会出现转氨酶异常，因此治疗期间每 1~2 周检查一次肝功能。

总之，孕妈妈如患有 ICP，容易造成胎儿缺氧，孕妈妈一定要引起足够重视，定期产检，孕妈妈到了孕晚期同时要坚持自我检测

胎动，如有皮肤瘙痒，胎动频繁或减少，应立即就医。

二十、让您轻松应对孕期便秘

便秘是困扰很多孕妈妈的问题，在怀孕早期激素抑制胃肠蠕动，造成了便秘；在怀孕晚期由于子宫增大，对大肠产生压迫，以及大量孕激素的影响，使胃肠平滑肌张力降低而松弛，蠕动减弱，再加上孕妇活动较少，从而引发便秘。改善生活方式及合理应用通便药对孕妇来说极为重要。

改善生活方式为首选，孕期便秘首先要多吃含纤维素多的食物，比如糙米，胡萝卜，南瓜，芹菜，香蕉，豆类，红薯，玉米等，尽量少吃辛辣刺激食品；如果你增加膳食纤维的摄取，就一定得随之增加水分的摄取，因此每天早起可空腹饮用一杯温水，刺激肠道蠕动；另外，养成每天定时排便的好习惯也很重要，即使排不出来也要按时上厕所，逐步形成条件反射，建议在晨起或餐后尝试排便，排便时不要看手机，养成"专心"排便的好习惯，还要每天适当活动，如散步、适度的家务劳动对便秘的缓解都有一定的作用。

合理选择通便药物让您轻松应对便秘，孕妈妈们如果通过改善生活方式，便秘依旧没有缓解，可选择合理的药物进行治疗。理想通便药在孕妇的选择中应具有疗效好、不被吸收进入血液（无致畸作用）、不被乳汁分泌以及耐受性好的特点。乳果糖口服溶液是目前我国应用于治疗孕期便秘常用的通便药，其主要通过在结肠中被消化道菌群转化成有机酸，导致肠道内 pH 值下降，并通过渗透作用增加粪便容量，通过刺激结肠蠕动，保持大便通畅，缓解便秘，同时恢复结肠的生理节律。孕妈妈如果有便秘，可服用乳果糖口服溶液，起始剂量为 30ml/ 每天，维持剂量为每日 10~25ml，服用的时间是早餐时一次性口服，如果效果不明显，可以适量加大剂量，直至起到通便作用为止。

二十一、孕期 TORCH 筛查非常重要

孕妈妈定期产检中，一定不能忽略 TORCH 筛查，因为它非常重要，TORCH 不是单纯的一种病毒，TORCH 是由一组病原微生物英文名称第一个字母组合而成的，这些病原体可导致先天性宫内感染及围产期感染而引起围产儿畸形，它是一组病原微生物的英文名称缩写，其中 T 指弓形虫（toxoplasma,Toxo），O 指其他（other），主要指梅毒螺旋体、带状疱疹病毒、细小病毒 B19、柯萨奇病毒等，R 指风疹病毒（rubella virus，RV），C 指巨细胞病毒（cytomegalovirus,CMV），H 指单纯疱疹病毒（HSV I、II 型）。

很多备孕期的女性或者孕妈妈对 TORCH 的理解不是很全面，今天带领大家一起认识一下。TORCH 筛查主要是检测准备怀孕的女性是否有弓形虫、风疹、巨细胞病毒、单纯疱疹病毒和其他病原体感染。据不完全统计，我国 TORCH 感染率呈逐年上升的趋势，是导致孕妈妈流产、早产、死胎等不良妊娠结局的重要原因之一，因此，孕妈妈一定要进行筛查，尤其是具有高危因素的女性，如有反复流产和不明原因的出生缺陷或死胎史的女性，有哺乳动物喂养史或接触史，有摄食生肉或未熟肉类等的生活习惯的女性更应该重视和进行筛查。

TORCH 筛查最好在准备怀孕前 2~3 个月进行检查，如果 IgM 抗体阳性，须治疗后再怀孕。若孕妇存在弓形虫感染，首选乙酰螺旋霉素治疗。

那如何预防 TORCH 感染？孕期应吃熟食，洗净蔬菜和水果，

尽量避免与宠物接触，对风疹病毒抗体阴性的易感育龄妇女应接种风疹病毒疫苗，但需要注意的是孕前 1 个月和孕期禁止接种。

二十二、小毛病大烦恼，孕期头痛怎么办？

孕妈妈是原发性头痛的高发人群，原因是怀孕后体内激素变化继而扩张脑血管引起偏头痛，同时，孕期相对运动不足，体内的血行变差也是一个诱因，小毛病大烦恼，头痛问题孕妈妈是硬抗？还是吃药？

如果是能耐受的头痛，尽量不依赖药物，由生活习惯改变入手是最重要的治疗。

1. 不要胡思乱想，保证充足睡眠和睡眠质量，因为只有休息好才可以身体好心情好；

2. 适量活动，身体和心理的双重压力容易导致头痛加重，适量的运动，如逛街、散步，非常有助于缓解头痛症状；

3. 颈肩按摩，通过按摩，可改善血行，是缓解孕期头痛的最佳方式；

4. 冷敷，血管扩张引起的偏头痛，在感觉疼痛的部位进行冰敷或者冷敷，可改善头痛。

如果上述方法都试过了，还不能解决头痛，可以使用药物来缓解头痛，对乙酰氨基酚是缓解孕期头痛的相对安全药物，不过对乙酰氨基酚的镇痛作用相对较弱，仅对轻、中度头痛有效。

温馨提醒，对乙酰氨基酚也是常用的退热药，虽然 FDA 分级为 B 级，但有特定指针方可服用，孕妈妈不可长期使用该药物。

二十三、怀孕后睡不好，能不能吃安眠药？

怀孕后充满崎岖和坎坷，会有很多拦路虎挡在前进的路上，怀孕后有时夜间频繁呕吐，有时缺少家人的体贴关怀，有时夜晚尿频，有时半夜腿抽筋，胎儿变大孕妇腹部逐渐隆起，难以找到一个合适的姿势而睡不好，这些都会引起孕妈妈心神不安，造成失眠，许多孕妈妈都很着急，想吃安眠药助睡，又担心药物会对宝宝产生不良影响，左右为难。

孕妈妈失眠，其实防胜于治，先不要急着服药，从平时的生活方式改变开始。

1. 睡前喝一杯热牛奶可以加快入睡，但不要喝太多，以免晚上上厕所而无法熟睡；

2. 睡前尽量避免饮用咖啡、茶；

3. 保持合适睡姿，左侧侧卧是最适合孕妈妈的睡姿。

对于孕妇而言，目前用于治疗失眠的药物中，禁忌使用地西泮、艾司唑仑等安眠药，特别是在孕早期严禁服用。

根据 2012 年《中国成人失眠诊断与治疗指南》，孕妇在必要时，可以在医生的指导下短期服用对胎儿危害较小的唑吡坦。

温馨提示，抗失眠药唑吡坦是处方药，且是精神药物，需要在医生的处方指导下使用，切不可自行购买服用，更不可过度依赖，孕妇用药时尽量使用最低有效剂量，而且宜短期用药，在失眠症状消除后应考虑逐渐停药。

二十四、孕期甲状腺功能亢进症该怎么治

在药物咨询门诊，有很大一部分孕妈妈因为自己怀孕后甲状腺

出现问题进行相关咨询，还有一部分年轻女性在孕前就有甲状腺功能亢进症，尤其是我们江苏常州沿江地区，怀孕后孕妈妈检查出有甲状腺功能亢进症（甲亢）的情况愈发屡见不鲜，甲亢孕妈咪代谢亢进，不能为胎儿提供足够营养，孕期易并发胎儿生长发育受限，早产发生率相对也高，因此，要引起自己的重视，一定要定期产检，孕妈妈如果出现了心率快，孕期体重增加不明显、乏力、呕吐、甲状腺肿大后一定要加以重视，并及时到医院检查游离三碘甲腺原氨酸（FT3）、游离甲状腺素（FT4）以及促甲状腺激素（TSH），若FT3、FT4升高和TSH降低，则孕期甲亢的诊断可确定。

在孕期，甲亢治疗的特殊性在于，控制过高的甲状腺素的同时要考虑药物对胎儿的影响，尽可能使孕妇的甲状腺功能接近或达到正常妇女妊娠期的生理水平，并避免甲减发生。

主要治疗方法是抗甲状腺药物治疗，原则是最低剂量的抗甲状腺药把FT4的水平控制在正常范围的上限或稍高于正常上限，使TSH正常下限或稍低于正常下限。

抗甲状腺药物丙硫氧嘧啶与血浆结合率高，胎盘通过率相对低下，因此，孕期治疗甲亢首选丙硫氧嘧啶。但需要注意的是，丙硫氧嘧啶能通过胎盘，若孕妈妈服药过量，可引起胎儿甲状腺功能减退及甲状腺肿大，因此，服药前一定要在医生药师的指导下服用，且需要定期复查甲功，适时调整剂量。

这里有以下几点需要引起注意，一是甲亢孕妈妈平时要注意低碘饮食；二是如果孕前就有甲状腺功能亢进症的女性，在准备怀孕前即应开始提前治疗；三是服药期间一定要复查FT3及FT4，应使之维持在正常范围上限，以避免胎儿甲状腺功能减低和甲状腺肿大；四是孕期禁用放射性碘治疗，因为它可破坏胎儿的甲状腺；五是当药物治疗效果不佳，病情严重时，需手术治疗。

二十五、孕期甲状腺功能减退（甲减）你问我答

上一小节我们学习了孕期甲状腺功能亢进症的方方面面，现在我们来看看它的对立面，孕期甲状腺功能减退（甲减）那些事儿，育龄期妇女是甲状腺疾病的高发人群，随着二胎政策的开放，孕期甲减也常见了……

问：什么是孕期甲减，其诊断标准是什么？

答：发生于孕期的甲状腺功能减退症简称"妊娠期甲减"，它包括临床甲减（血清促甲状腺激素即TSH水平升高，FT4水平降低），亚临床甲减（血清TSH水平升高，FT4水平正常）和低FT4血症（血清TSH水平正常，FT4水平降低），其常见的原因为慢性自身免疫性甲状腺炎（即"桥本氏病"）。

问：孕期甲减有哪些危害？

答：孕期临床甲减和亚临床甲减如果处理不好均会增加妊娠不良结局的风险，孕期甲减可能影响后代的生长发育。

问：孕期甲减的治疗原则是什么？

答：孕期甲减的治疗需要遵循早期启动、尽快达标、维持孕期全程的治疗原则。

问：治疗孕期甲减的药物有哪些？

答：最常用的药物是左旋甲状腺素钠，该药FDA的妊娠安全分级为A级，与维生素类补充剂等级相同，不易透过胎盘，不良反应小，为甲减孕妈妈首选治疗药物，只要剂量合适，左甲状腺素钠对孕妇和胎儿均非常安全，不会有致畸风险。此外，甲状腺激素通过乳汁分泌的量极少，对宝宝很少有影响，因此产后哺乳期妈妈服用对襁褓中吃奶的宝宝同样也是安全的哦。

问：服用左旋甲状腺素钠有哪些注意事项？服药时间上有哪些

特殊之处？

答：左甲状腺素钠与铁、钙制剂同时服用时会影响吸收，因此需隔开服用；左旋甲状腺素钠服药时尽量模拟生理分泌规律，甲状腺激素每天上午 6~9 时分泌最高，以后渐降，到午夜时最低，因此清晨服药更符合生理甲状腺激素的昼夜节律性变化，服药时间为空腹的早餐前半小时以上。

问：甲减孕妈妈日常吃什么怎么吃？

答：孕妈妈对碘的需求比非孕女性高，若怀孕期间严重碘缺乏会导致母体甲状腺素产生减少，胎儿神经发育受损。世界卫生组织（WHO）在怀孕和哺乳期间每天推荐 250μg 的碘，美国医学会（IOM）建议每日碘摄入量在怀孕期间为 220μg，在哺乳期为 290μg，然而吃含有大量碘的食物，如海藻，或海带，可能导致或加重甲状腺功能亢进和甲状腺功能减退，也可诱发和加重自身免疫性甲状腺炎，因此，孕妈妈补碘需在产科医生指导下，并参考尿碘值来综合给予。

甲减孕妈妈平时可以饮食椰子油（椰子油含有中链脂肪酸，能促进甲状腺功能）、苹果醋（苹果醋能调节激素和促进能量代谢）、鱼油（鱼油被认为可以增加甲状腺素摄取和保持甲状腺功能的正常运转）、生姜（生姜含有锌，镁和钾，其抗炎特性能促进甲状腺功能）。

二十六、患有乙肝，是否可以圆为人父母的梦想

"您好，我有乙肝，服用恩替卡韦抗病毒治疗 2 年了，现在已经从大三阳变为小三阳，想问问是否可以停药？因为我想生孩子了……"作为一名妇幼保健院的药师，常常能碰到乙肝妇女忧心忡忡来咨询能否生育的问题。乙型肝炎呈全球流行性，是最常见且流行最广的传染病之一，乙型肝炎病毒（HBV）造成的慢性感染可进

展为肝硬化乃至肝细胞癌，对人类健康构成巨大威胁，而乙型肝炎抗病毒治疗可以阻止肝脏炎症，减轻甚至逆转慢性乙型肝炎引起的肝纤维化，而对于育龄期女性，往往需要一些检查或治疗来预防其将病毒传给其伴侣或者传给还未出生的宝宝。

得益于我国乙肝疫苗纳入计划免疫，国内 5 岁以下儿童乙肝病毒携带率仅为 0.32%，5~15 岁孩子不到 1%，但是，目前在我国仍然有大量的成人乙肝患者，而且相当一部分处于育龄阶段。"全面二孩"政策放开后，还多了一重因素要考虑：乙肝病毒携带者的病情和治疗方案，允许她们"生二孩"吗？乙肝母亲和胎儿的安康都能保全吗？

为了更好地帮助这些女性了解和掌握这方面知识，我们及时的查阅来相关文献和资料，现将这方面内容分享如下：

育龄期的乙肝病毒感染者可以分为三类：怀孕前已经有乙肝活动、怀孕后才开始出现乙肝活动、怀孕前怀孕中乙肝均未发作。

1. 怀孕前已经有乙肝活动并抗病毒治疗

如果想要更加安全，可以在医生的指导下把药换成替诺福韦或替比夫定再备孕，替诺福韦和替比夫定均是妊娠 B 级药物，是怀孕期间乙肝抗病毒治疗药物首选，因此，开始那位提问的患者，随时可以准备要二孩，然而他是否可以停药，则要根据其病情指标，另当别论。

在备孕和怀孕期间，除了妇产科常规检查外，也应该到肝病门诊进行就诊，医生会根据病毒载量、转氨酶、之前是否有耐药等情况选药用药，一旦怀孕前已经开始抗病毒治疗的，不能停药，回顾性及前瞻性研究均发现，孕期使用替诺福韦、替比夫定，是非常安全的，不会增加出生缺陷的风险，反而，停药会造成病情反弹，对母婴健康都有影响。

2. 怀孕后乙肝才开始发作

还有一部分女性朋友，在怀孕前没有乙肝活动（未开始抗病毒治疗），怀孕期间才开始乙肝发作，这种情况，转氨酶轻度升高可以密切观察；肝脏病变比较重的，可以使用替诺福韦进行抗病毒治疗。

3. 怀孕前怀孕中乙肝均未发作，但妊娠中后期病毒载量高

为了进一步减少乙肝病毒母婴传播，妊娠中后期乙肝病毒载量高的孕妈妈，可以在妊娠第24~28周开始给予替诺福韦、替比夫定，建议在产后停药，停药后可以母乳喂养。

这里需要提醒大家的是，和进入了免疫清除期、为了控制肝炎活动而启动抗病毒治疗不同，此时服用抗病毒药物，孕妇的肝功能是正常的，仍然属于免疫耐受期，服用抗病毒药物是因为乙肝病毒高载量，为了阻断母婴传播而服药，属于预防性用药，而非治疗性用药。

如果是治疗性用药，停药时机是和普通乙肝患者一样的，需要长期治疗，分娩后不能停药，因为停药存在复发的风险。

而预防性用药不同，由于是短期服用，且孕妇处于免疫耐受期，停药后病毒水平会回到服药前水平，但由于免疫耐受，通常不会出现肝炎发作，这一点已有不少研究证实。

但是，也不排除有可能分娩后停药与孕妇的肝炎活动期恰好重叠，也就是说，分娩后产妇也刚好进入免疫清除期，如果出现这种情况，对于符合抗病毒治疗的患者，给予启动抗病毒治疗。

因此，对于产后停药的产妇，应该密切观察肝功能的变化情况，根据肝功情况，做出相应处理。

二十七、孕期乙肝的预防和保健知识

怀孕后定期产检，可以通过乙肝表面抗原（HbsAg）来筛选孕妇是否感染乙肝病毒。对于 HbsAg 阳性的孕妇，如果新生儿不进行免疫预防，则会有 10%~20% 的概率感染乙肝病毒；如果孕妇同时有 HbeAg（乙肝 e 抗原，一个反映乙肝高传染性的指标）阳性，那在新生儿不进行免疫预防的情况下，垂直传播概率高达 90%，有研究认为对于 HbeAg 阳性并且病毒载量很高的孕妇，抗病毒药替诺福韦能显著减少胎儿感染，同时新生儿出生后及时接种乙肝疫苗及乙肝免疫球蛋白。

夫妻一方感染乙肝病毒如何处理？

如果性伴侣一方感染了乙肝病毒，那首先要确定另一方是否已经接种疫苗；如果没有接种，那大约会有 25% 的概率通过规律性生活而从伴侣身上感染乙肝病毒（异性恋伴侣）。

对于一方感染一方未感染的伴侣，孕前应对未感染一方进行乙肝表面抗体（HbsAb）定量，并接种标准乙肝疫苗而不仅仅是乙肝免疫球蛋白。接种期间应避免性生活，并在完整接种乙肝疫苗后再次检查抗体滴度，以确保已拥有合适的免疫力。一旦疫苗接种成功，那双方就可以进行自发的性性生活。同时怀孕期间，乙肝孕妈妈应每三个月检查一次肝功。

如果是男性伴侣感染慢性乙型病毒性肝炎，那女性伴侣接种疫苗就可以预防将病毒传给自己以及胎儿，新生儿正常接种乙肝疫苗即可，新生儿出生 24 小时后应接种乙肝疫苗，并在随后 6 个月内打 2~3 针加强，在宝宝 7 月龄的时候进行乙肝两对半筛查，如果没有感染但是发现未产生抗体、抗体滴度很低的，可以及时补种一针乙肝疫苗进行加强免疫。

母乳喂养的好处已经越来越为大家所熟知，然而不少乙肝妈妈十分担心，乙肝病毒会不会在母乳喂养的过程中传播给宝宝？这里我们可以肯定地告诉大家，乙肝病毒不会通过母乳传染宝宝，乙肝感染产后可以母乳喂养，乙肝感染并不是母乳喂养的禁忌。

二十八、孕期为什么容易出现口腔问题？

"医生医生（只要穿白大褂，药师也被误喊为医生），我怀孕期间拔智齿了，还打了麻药和服用了消炎药，请问对宝宝有影响吗？""医生，我怀孕期间得龋齿了……"，在妇幼保健院的发药窗口，经常有孕妈妈就自己的口腔（牙龈）问题进行用药咨询，孕期为什么容易出现口腔问题？

为了度过"怀胎十月"，孕妈妈要面对各种问题的侵扰，怀孕期间，由于雌激素分泌的改变，更容易出现牙龈出血、肿胀，智齿发炎，由于早孕反应或孕妇爱吃酸食、甜食，容易得龋齿，俗话说"病从口入"，不仅强调吃的健康，还要强调口腔健康。

孕期口腔疾病会对孕妇产生哪些危害？

1. 造成孕妈妈进食困难，营养摄取障碍；

2. 不正确的用药可影响胎儿的发育；

3. 口腔感染在孕妇体内造成的细菌感染和炎症的播散会导致不良妊娠结局如流产、早产和低出生体重儿的发生。

孕妇看牙安全吗？

口腔部位的X线（遮挡腹部和甲状腺）以及局部麻醉（利多卡因，B级）、拔牙、牙根管治疗等操作都不会对胎儿有害，这里补充说明的是牙科所使用的X光剂量是安全的，通常牙医只在必要时才进行照射，孕期口腔炎症抗感染的治疗除了四环霉素、氯霉素及链霉素不能用（这些药现在也已经基本淘汰），其他如青霉素、头孢类抗生素对孕妇是相对安全的。

孕期牙龈出血要紧吗？

很多孕妈妈在刷牙的时候发现牙龈会出血，这是因为孕期激素变化，牙龈组织的血管充血扩张所致，如果孕妈妈牙龈出血，必须选软毛的牙刷，同时刷牙要更仔细，更慢，尽量避免再刺激牙龈，刷牙时间要大大延长。

课外温馨提示：早孕反应时，可能会有呕吐，造成口腔反复处于酸性环境下，这是孕妇好发龋齿的原因之一，所以每次呕吐后都应刷牙或充分漱口，有的孕妇愿意吃酸性食物，也应该这样处理。

二十九、常用药物的 FDA 妊娠分级

我们整理了部分常用药物的 FDA 妊娠分级，以供大家临床用药参考：

常用药物的 FDA 妊娠分级

分类	药品	妊娠分级	备注
抗微生物药物	青霉素钠	B	
	阿莫西林	B	
	头孢拉定	B	
	头孢呋辛	B	
抗微生物药物	头孢曲松	B	
	亚胺培南—西司他丁	C	
	阿奇霉素	B	
	克林霉素	B	
	呋喃妥因	B	孕晚期禁用

分类	药品	妊娠分级	备注
	左氧氟沙星	C	
	甲硝唑	B	
	伊曲康唑	C	
	利巴韦林	X	禁用、禁用
麻醉精神药	吗啡	C/D	D- 在临近分娩时长期、大量使用为 D 级
	盐酸哌替啶	C	
	曲马多	C	
	氯胺酮	B	
	地西泮	D	
	艾司唑仑	X	安眠药
解热镇痛药	阿司匹林	C/D	D- 如在孕晚期或临近分娩时用药为 D 级
	对乙酰氨基酚	B	
	双氯芬酸钠	B/D	D- 如在妊娠晚期或临近分娩时用药为 D 级
	布洛芬	B/D	D- 如在妊娠晚期或临近分娩时用药为 D 级
局部麻醉药	利多卡因	B	
维生素类	叶酸	A/C	C- 如超过每日摄入量则为 C 级
	维生素 E	A	
	维生素 K_1	C	

分类	药品	妊娠分级	备注
激素及其有关药物	左旋甲状腺素钠	A	
	胰岛素	B	
	二甲双胍	B	
	黄体酮	B	
	甘精胰岛素	C	
	甲羟孕酮	X	
	炔诺酮	X	
	地塞米松	C/D	D-在孕早期使用
抗肿瘤药	环磷酰胺	D	
	阿糖胞苷	D	
	表柔比星	D	
	多西他赛	D	
	紫杉醇	D	
	甲氨蝶呤	X	
抗组胺药	氯雷他定	B	
	氯苯那敏	B	
	苯海拉明	B	2012年《普通……专家共识》不推荐使用
循环系统药物	氨氯地平	C	
	地高辛	C	
	肾上腺素	C	
	阿托伐他汀	X	

分类	药品	妊娠分级	备注
呼吸系统药物	布地奈德	B	
	异丙托溴铵	B	
	沙丁胺醇	C	
	氨茶碱	C	
消化系统药物	雷尼替丁	B	
	奥美拉唑	C	
	乳果糖	B	
	甲氧氯普胺	B	
植物神经系统药物	阿托品	C	
	东莨菪碱	C	
泌尿系统药物	甘露醇	C	
	呋塞米	C/D	D-用于妊娠高血压患者为 D 级
	螺内酯	C/D	D-用于妊娠高血压患者为 D 级
血液及造血系统药物	人血白蛋白	C	
	氯吡格雷	B	
	华法林	X	
影响机体免疫功能药物	环孢素	C	
	他克莫司	C	
生殖系统药物	盐酸利托君	B	
	溴隐亭	B	
	米非司酮	X	
	米索前列醇	X	

分类	药品	妊娠分级	备注
外用药	莫匹罗星	B	
	酮康唑	C	治疗脚气
外用药	红霉素	C	
	金霉素	D	

说明：随着说明书的不断更新，药品的 FDA 妊娠分级会有相应调整，请以说明书最新要求为准。

第三章
哺乳期用药

一、药物从妈妈到宝宝的旅程——经乳转运

药物的经乳转运包括药物从母体血浆进入乳汁，又由乳汁进入宝宝体内的过程。此过程受很多因素的影响，经乳转运药物的药动学也有其独特之处。

1.影响经乳转运的因素

（1）药物的因素

药物进入乳汁的转运和分布包括药物穿过毛细血管壁和经周围腺泡间隙进入腺泡上皮的过程。药物以被动扩散、主动转运和胞饮作用从母血进入乳汁，此过程受母体用药途径、药物吸收和分布速率、药物半衰期、蛋白结合率、药物分子大小、解离常数、血浆和乳汁 pH 值以及药物的水溶性和脂溶性等许多因素的影响。

（2）妈妈的因素

乳汁 pH 值的波动范围很宽且个体差异大，由 6.4 至 7.6 不等。如此宽的 pH 值范围可以影响药物的转运。乳汁中脂肪含量有很大差异。后段乳脂肪含量是前段乳脂肪含量的 3 倍，早晨乳汁脂肪含量高。因此药物于乳汁的分布在过度乳与成熟乳中不同，日间不同，一日内早晚不同，每次喂奶不同，喂奶初与喂奶末不同。

妈妈的健康状况也影响药物进入乳汁的量。如果妈妈肾功能损

害或有严重的肝脏疾病，药物极易于血浆蓄积，造成游离药物浓度梯度增大，药物进入乳汁的速率和数量增加。

（3）宝宝的因素

宝宝摄入母乳量越多，进入其体内的药物越多。由于乳汁中药的峰浓度与谷浓度相差很大，因此应避免在峰浓度时给宝宝喂奶。

在宝宝的生长过程中，药物不良反应的发生与成人有所不同。随着年龄的增长，药物在体内的吸收、分布、代谢、消除发生改变，宝宝对药物的敏感性发生改变，甚至某些器官和组织对药物的敏感性也发生改变。宝宝的肝、肾功能发育不成熟，药物的消除减慢，因此当妈妈长期用药时，易造成药物在宝宝体内的蓄积。

宝宝体内药物的半衰期延长，同时因为某些酶的缺乏，宝宝对药物的敏感性也增强。新生儿体内血浆蛋白与药物的结合力较成人低，因此其体内游离型药物较成人高。某些与蛋白结合力高的药物如磺胺药、水杨酸盐、新霉素、甲氧苄啶、地西泮、呋喃妥因、毛花苷C等同新生儿内源性胆红素竞争蛋白结合，因而增加游离型胆红素，导致更多游离的胆红素透过血脑屏障，发生脑核性黄疸危险。

2. 经乳转运药物的药理学特征和药代动力学特征

药物不同的药理学特征和药代动力学特征决定了药物在乳汁中的浓度，一般来说，哺乳期妇女服药后药物通过被动扩散的形式分泌到乳汁，所以要选择以下药理学和药代动力学特征的药物：

（1）半衰期短的药物：服药后短期内血药浓度高，短期血药浓度下降，这样可以避开药物浓度最高峰的时间段喂奶，而半衰期长的药物，它的血药浓度一直保持在一个高的水平，乳汁中的浓度也会一直保持在一个比较高的水平。

（2）分子量大的药物：游离药物扩散形成的浓度梯度影响药物转运进入乳汁的过程，小分子药物经被动扩散方式转运并迅速于血浆及乳汁中达到平衡。分子量大的药物，很难通过被动扩散到达乳汁。

（3）低脂溶性药物：低脂溶性药物分泌到乳汁少。不能解离的脂溶性药物容易进入乳汁。

（4）高蛋白结合率的药物：高蛋白结合率的药物很少分泌到乳汁。和血浆蛋白结合力低的药物，即游离型药物，易进入乳汁。

（5）酸性药物：乳汁的 pH 值低，酸性高，pH 高的碱性药物容易分泌到乳汁。

（6）口服生物利用度低的药物：吸收入血少，分泌到乳汁少。

宝宝摄入的药物的量根据喂奶时乳汁中药物浓度与乳汁摄入体积的积求得。妈妈一次给药时，药物转运进入乳汁的量很少，对宝宝的影响可忽略不计。但如果妈妈长期接受药物治疗且药物于宝宝体内半衰期较长，则极易蓄积。此外，毒性于宝宝比成人更易产生。因此，妈妈长期用药时，宝宝更可能发生毒性。

动力学分析和相似试验结果显示，有可能出现宝宝体内药物蓄积的条件为妈妈长期用药，药物半衰期较长以及药物于血乳间迅速达到平衡。

二、乳汁内药物引起宝宝的不良反应

许多药物可经乳汁排出，虽其排出量极少，多数无害，但必须认识到，宝宝每日吸乳量大，常高达 500ml 以上；乳汁中药物浓度较高；有些药物对宝宝来说治疗指数较低；且宝宝体重轻，肝肾功能发育不成熟，消除药物的能力比母体差，易发生蓄积，本身又处于一种对药物比成人敏感的状态。因此哺乳期妈妈使用的某些药物有可能使吸乳宝宝产生治疗效应或毒性效应。但对于宝宝是否发生毒性尚取决于乳汁药物浓度与妈妈血药浓度之比（须多次监测妈妈血药浓度)、吸乳量与乳汁药物浓度乘积的大小以及宝宝对该药的敏感性。从乳汁排泄量的多寡可将影响吸乳宝宝的药物分为哺乳期禁用和慎用两类。用药时间超过两周更须慎重。如果药物不经胃肠道吸收或吸收困难,或在胃肠道被破坏,如胰岛素、肾上腺素等,一般不必考虑乳汁内药物对宝宝的影响。但如果有过敏反应发生的可能,作为过敏源,则须引起警惕。

如哺乳期妈妈用药时间过长,剂量过大,则极可能引起吸乳宝宝发生不良反应。那么哪些药物易进入乳汁,并足以影响宝宝呢?

经乳汁转运足以影响宝宝的药物

1. 抗甲状腺药

给予哺乳期妈妈 10~30μCi 放射性碘后,约有 27% 进入乳汁,对宝宝甲状腺产生抑制作用。妈妈服用溴化物可引起宝宝皮疹和嗜睡等。妈妈服用甲巯咪唑 30mg/d,宝宝血浆浓度达 0~105ng/ml,可导致宝宝甲状腺功能低下。

2. 抗菌药

不同抗菌药物自乳汁中排泄差异很大。红霉素静脉滴注时,乳汁中浓度较血浆浓度高 4~5 倍,可能引起宝宝腹泻,故建议妈妈用药期间暂停哺乳。尽管有些抗菌药物在乳汁中浓度甚高,如氯霉素乳汁浓度接近血浆浓度的 50%,四环素为 70%,可是进入宝宝体内的药量十分有限,不能达到有效治疗浓度。相反,可引起宝宝过敏反应和导致耐药菌株产生。由于氯霉素的潜在骨髓抑制毒性及四环素类抗菌药物对牙齿和骨发育有潜在损伤如四环素牙,故不建议使用。

喹诺酮类抗菌药物可致宝宝发生关节病变并有光毒性,在紫外线照射下易发生皮肤病变,故进行哺乳的妈妈应避免应用此类药物。

哺乳期妈妈应用异烟肼后有可能导致宝宝肝中毒,应禁用。

乳母服用伊曲康唑 200mg，服用 2 次后，乳汁浓度为 16~70ng/ml，宝宝每日约吸收 35μg 药物（每日摄入乳汁量为 500ml）；连续服药 15d 后，乳汁浓度达 2282ng/ml，且易在宝宝体内脂肪组织广泛蓄积，故哺乳期禁用。

有些宝宝对药物特别敏感，即使低浓度的药物亦有可能引起毒性发生。如果妈妈服用磺胺药、维生素 K 及其类似物、呋喃妥因、萘啶酸，极易引起先天性葡萄糖 -6- 磷酸脱氢酶（G-6-PD）缺乏宝宝溶血性贫血。小剂量磺胺药可置换出与血浆蛋白结合的胆红素，引起宝宝核黄疸。

3. 解热镇痛抗炎药物

吲哚美辛乳汁中含量高，可阻止血小板聚集并同胆红素竞争与血浆蛋白的结合，小剂量应用比较安全，长期大量应用易引起乳儿出血、黄疸，甚至酸中毒和惊厥，应慎用。阿司匹林很少分泌到乳汁，短期服药对婴儿几乎没有影响，不会引起血小板聚集和出血。但是，当长期应用大剂量阿司匹林治疗时，阿司匹林在婴儿中有累积倾向，并有引起代谢性酸中毒的可能。偏头痛时妈妈服用麦角制剂，宝宝有呕吐、腹泻、惊厥、心悸发生。因此，哺乳期应限制乳母服用麦角制剂。

4. 维生素

哺乳期妈妈患有维生素 B_1 缺乏症时，其乳汁对宝宝"有毒"。由于维生素 B_1 缺乏，导致某些代谢酶或辅酶数量减少，或活性降低，碳水化合物代谢障碍，氧化不全的中间产物，如乳酸、乙酰醋酸、甲基乙二醛、丙酮酸等在组织和体液包括乳汁中大量聚集，宝宝过多进食这种乳汁即可产生中毒，中毒宝宝呼气中常带有丙酮酸的刺激性气味。宝宝中毒剧烈程度依摄入乳汁量多少而定，摄入乳汁多的宝宝发病急，有可能导致突然死亡。为了预防此类中毒，应及时发现并给予妈妈或宝宝足量维生素 B_1，以促使有毒中间代谢物充分氧化为无害产物。

5. 中枢神经系统抑制药

地西泮及其活性代谢物去甲西泮易进入乳汁，尽管浓度很低，但宝宝仍会困倦。哺乳期妈妈长期服用阿普唑仑、氯硝西泮、咪达唑仑等可影响宝宝神经系统发育，使其出现嗜睡、体重下降，并出现停药反应，哺乳期间应避免应用。哺乳期妈妈服用氟西汀，宝宝出现烦躁、睡眠不安、呕吐、水样腹泻等；多塞平易进入乳汁，且乳汁浓度接近母体血浆浓度，可致宝宝面色灰白、全身无力，甚至呼吸暂停，故哺乳期慎用。妈妈服用甲丙氨酯后，乳汁中浓度为血浆浓度的 4 倍，可导致宝宝中毒；锂剂可在宝宝体内达到较高浓度，引起宝宝低体温、全身青紫，故哺乳期应禁用。

一般认为巴比妥类催眠药经乳汁排泄量较低，不会影响宝宝。但有报道，患癫痫哺乳期妈妈每日服苯妥英钠和苯巴比妥各 400mg，宝宝出现高铁血红蛋白症、全身淤斑、嗜睡和虚脱等，故应避免长期服用。乳母服用扑米酮可导致宝宝嗜睡、皮疹；服用非尔氨酯可导致宝宝再生障碍性贫血、急性肝功能衰竭等，哺乳期应慎用。

6. 心血管系统用药

长期应用考来烯胺、考来替泊等降胆固醇药，会影响母体对脂溶性维生素 A、D、E、K 等的吸收，导致宝宝缺乏脂溶性维生素，故哺乳期妈妈长期应用此类药物时应适当补充脂溶性维生素。

阿替洛尔为弱碱性，易在乳汁中蓄积，乳汁浓度为血浓度的 3~4 倍，并在宝宝血清和尿中能检测到其活性代谢物，宝宝出现发绀、低体温、心动过缓等副作用，故应禁用。

7. 抗肿瘤药物

哺乳期妈妈服用抗肿瘤药物如白消安、顺铂、环磷酰胺、放线菌素 D、多柔比星、羟基脲、柔红霉素、甲氨蝶呤等可能引起宝宝免疫力低下、中性粒细胞减少症、生长抑制并有致癌作用，故哺乳期应禁用。

8. 抗组胺药物

哺乳期妈妈服用氯苯那敏后，宝宝出现易怒、兴奋、哭闹不止、睡眠不安等不良反应，停止喂奶 12 小时后症状缓解。

长期应用赛庚啶，可降低血清催乳素水平，从而抑制乳汁分泌。长期服用赛庚啶、苯海拉明、美克洛嗪等抗组胺药可提高新生儿或早产儿对抗组胺药的敏感性，故哺乳期妈妈应避免长期应用此类药物。西替利嗪和氯雷他定都是在哺乳期较为安全的选项，因为它们都是疏脂性的药物，所以很少分泌进乳汁。

9. 含雌激素的口服避孕药

现在常用的避孕药多为复方避孕药，通常包含孕激素和雌激素，如妈富隆、优思明等。哺乳期妈妈应尽量避免服用含雌激素的避孕药，长期服用会抑制泌乳，导致妈妈产奶量减少。如果用量不当，可致女婴阴道过度增生及男婴女性型乳房发生。

10. 其他

吗啡等成瘾性镇痛药，一般认为在乳汁中含量甚微，但由于乳汁偏酸性，吗啡较易进入乳汁，达到比血浆高数倍的浓度，加上出生后 6 个月内宝宝呼吸中枢对吗啡非常敏感，故乳母应禁用吗啡。可卡因易进入乳汁，并能在宝宝尿中检测出来。宝宝出现烦躁、呕吐、腹泻、震颤等，故哺乳期应禁用。海洛因、阿片等易进入乳汁，引起宝宝成瘾，停止喂奶可出现戒断症状，故应禁用。

利巴韦林也叫病毒唑，在哺乳期使用的安全性没有临床数据支持，且此药从身体完全清除需要长达几周的时间；动物实验表明，法昔洛韦、甘西洛韦等可在乳汁内蓄积，乳汁浓度超过母体血浆浓度，并有潜在致癌作用，对人类尚无确切研究，建议哺乳期间避免使用。

多潘立酮可能促进母乳分泌，并且会有一定浓度（虽然很小）进入乳汁。美国 FDA 曾经发布警告："基于多潘立酮可能导致的心脏方面不良反应，不建议哺乳期间服用多潘立酮"。

糖皮质激素如泼尼松、地塞米松、丙酸倍氯米松等可小剂量分布到乳汁中，生理剂量或低药理剂量对婴儿一般无不良影响，短期治疗相对安全。但是，如乳母接受药理性大剂量的糖皮质激素，则不应哺乳，由于糖皮质激素可由乳汁中排泄，对宝宝造成不良影响，如生长受抑制、肾上腺皮质功能受抑制等。

茶碱类药物大多数对母婴是安全的，但最好在哺乳后服药，以尽量减少宝宝的摄入量。如宝宝出现激惹表现，则提示有毒性反应。乳母应用氨茶碱常规剂量后，约 10% 药量进入乳汁，少部分可引起宝宝兴奋、烦躁不安，对心脏也有一定影响，应慎用。可待因自乳汁排出，可引起宝宝嗜睡、便秘、心动过缓，应慎用。

乳母吸烟过多可造成宝宝烟碱中毒，饮酒过多可造成宝宝嗜睡。

三、哺乳期用药原则

1. 应经过医生诊疗评估，病情需要时用药。在哺乳期用药的评估中，需要考虑多方面的因素，其中包括并且不限于药物是否会在乳汁中分泌，是否会被婴儿吸收，吸收的剂量是多少，婴儿吸收药物后可能的不良反应；药物是否影响母乳分泌，是否会改变乳汁的味道以及婴儿的情况（年龄，是否早产等），还有是否有其他替代的选择。

2. 选用药物代谢特点比较清楚，向宝宝转运较少的药物；尽量避免使用哺乳期不安全的药物，一旦使用要暂停哺乳。

3. 尽量选择单一有效成分的药品，避免选用含多种成分的复方制剂。

4. 哺乳期妈妈应选速释剂型，尽量避免缓 / 控释剂型，以防止药物在母体内停留时间太长。

5. 服药时间应该以哺乳后立刻服用为最佳，或者在宝宝最长的一轮睡眠之前服药。

6. 一旦发生不良反应应及时向医生报告。宝宝的毒性反应与成人不同，如不能肯定宝宝身体变化是否与乳汁中药物有关，应暂停哺乳。

7. 测定母乳内和宝宝血中药物浓度也有助于判断宝宝的变化是否与乳汁中的药物有关。

8. 如妈妈正在接受抗凝剂治疗，而宝宝因某种原因须接受手术治疗，必须在手术前测定宝宝凝血酶原时间。

9. 血中药物浓度降低时乳汁中药物有可能渗透回血浆，应选择下一次服药前哺乳或在服药后尽可能长的时间后哺乳。

10. 严格掌握适应证，控制用药剂量，限制用药时间。

四、哺乳期药物危险性等级

著名的临床药理学家、儿科学教授 Thomas W. Hale 所著《Medications and Mothers'Milk》将药物对哺乳影响的危险等级分为 L1~L5 五个级别，也就是我们常见的 "L 分级"。

L1 最安全：许多哺乳母亲服药后没有观察到对婴儿的副作用会增加。在哺乳妇女的对照研究中没有证实对婴儿有危险，可能对喂哺婴儿的危害甚微；或者该药物在婴儿不能口服吸收利用。

L2 较安全：在有限数量的对哺乳母亲用药研究中没有证据显示副作用增加。和／或哺乳母亲使用该种药物有危险性的证据很少。

L3 中等安全：没有在哺乳妇女进行对照研究，但喂哺婴儿出现不良反应的危害性可能存在；或者对照研究仅显示有很轻微的非致命性的副作用。本类药物只有在权衡对胎儿的利大于弊后方可应用。没有发表相关数据的新药自动划分至该等级，不管其安全与否。

L4 可能危险：有对喂哺婴儿或母乳制品的危害性的明确证据。但哺乳母亲用药后的益处大于对婴儿的危害，例如母亲处在危及生命或严重疾病的情况下，而其他较安全的药物不能使用或无效。

L5 禁忌：对哺乳母亲的研究已证实对婴儿有明显的危害或者该药物对婴儿产生明显危害的风险较高。在哺乳妇女应用这类药物显然是无益的。本类药物禁用于哺乳期妇女。

一般来说 L1~L3 级的药物都是比较安全的，使用时不需要停止哺乳。尽量选择 L1 和 L2 的药物。L2、L3 的药物用药的注意事项及警告需注意。尽量使用半衰期短的药物。L4、L5 的药物需要停止哺乳，何时恢复哺乳请咨询专业人员。

我们最熟悉的哺乳期用药 L 分级并不是评价哺乳期用药的唯一标准，同时还存在诸多不同的评价体系，但均非药政部门认可的标准。在实际用药时，妈妈们应咨询专业人员，遵医嘱用药。

五、哺乳期妈妈可以使用的药物

对哺乳期妈妈，尤其对宝宝，没有绝对安全的药物，只有在权衡可能利弊之后，采取相对安全的治疗方案。

1. 抗菌药物

应用抗菌药物存在潜在的问题。如改变肠道正常菌群、宝宝有可能产生致敏、过敏反应，宝宝发烧时可能影响其检查结果。青霉素类、头孢类抗生素进入乳汁的量很低，引起宝宝不良反应可能性较低。

2. 解热镇痛抗炎药

对乙酰氨基酚进入宝宝体内的药量很少，约为母体用药剂量的0.04%~0.23%，对宝宝无明显不良反应。非甾体抗炎药布洛芬、双氯芬酸钠、非诺洛芬、氟比洛芬、酮洛芬、酮咯酸等进入乳汁的量很少，对宝宝不会产生药理作用。萘普生、吲哚美辛、可待因、低剂量美沙酮、哌替啶等在哺乳期用药无大问题。

3. 平喘药

吸入性平喘药，对宝宝较安全。母亲应用茶碱后进入乳汁的量不足1%，应用缓释制剂避免吸收快而在母体血中出现高浓度应是安全的。沙丁胺醇亦可安全使用。

4. 抗癫痫药

卡马西平、乙琥胺、硫喷妥钠等在哺乳期应用对宝宝是较安全的。

5. 心血管药物

卡托普利、依那普利等抗高血压药进入乳汁的浓度极低，不致引起宝宝不良反应。甲基多巴亦可安全使用。

6. 其他

胰岛素在胃肠道被破坏，对宝宝无影响，故哺乳期可安全使用。

抗凝血药肝素以及低分子肝素如达肝素、达那肝素、依诺肝素、帕肝素、那屈肝素等因为分子质量大，不易进入乳汁，并且在胃肠道易被破坏，对宝宝无影响，可安全使用。

六、回乳或催乳

1. 回乳

回乳的方法分为自然回乳及药物回乳两种。一般来讲，因哺乳时间已达 10 个月至 1 年而正常断奶者，常可使用自然回乳方法；而因各种疾病或特殊原因在哺乳时间尚不足 10 个月时断奶者，则多采用药物回乳。正常断奶时，如果奶水过多，自然回乳效果不好时，也可使用药物回乳。

抑制乳汁分泌的药物

抑制泌乳较常用的药物是作用于中枢神经系统的药物—溴隐亭，其可有效地抑制垂体催乳素分泌，常用剂量为每次 2.5mg，一日 2 次，口服 10~14 天。溴隐亭比激素类药物的优越之处在于可降低产后血管栓塞的危险，可防止停用雌激素而引起的出血。

也可单服大剂量天然或合成的雌激素或合用雄激素，其主要作用机制是抑制催乳素对乳腺上皮的催乳过程，而不影响产妇催乳素水平，也不影响由于吮吸引起的催乳素分泌的增加。抑制乳汁分泌的激素及用法因药物不同，剂量、用法、疗程也不同。

（1）炔雌醇 每日 0.3~0.5mg，口服 5~6 天；

（2）炔雌醚 4mg，单剂一次口服；

（3）己烯雌酚 每日 3 次，每次 5~15mg，口服 3~6 天；

（4）戊酸雌二醇 30mg，单剂肌注；

（5）睾酮 360mg，戊酸雌二醇 16mg，单剂肌注；

（6）睾酮 180mg， 17-α-乙基 -19- 去氢醋酸睾酮 20mg，戊酸雌二醇 8mg，苯甲酸雌二醇 5mg，单剂肌注；

（7）氯烯雌酚 每日 3 次，每次 12~24mg，口服 3~6 天。

维生素 B_6 通过影响多巴转变为多巴胺，继而可能通过增加催乳素抑制因子的生成或其本身可能就是催乳素抑制因子而产生抑制催乳素分泌的作用。服用剂量为每日 400mg，口服 4~6 天。未见严重的不良反应。

伪麻黄碱或金刚烷胺，这是广泛存在于复方感冒药片中的成分，有降低奶量的可能。

抑制泌乳早期疗效比晚期好，治疗越早效果越好。

2. 催乳

母乳不足，新妈妈和家人往往心急如焚，尝试各种办法催乳。目前催乳主要通过按摩、药物和食物等方式。其实维持或诱发满意乳汁量的最重要的因素就是通过短期内剧烈地不断吮吸刺激乳房，只要满足这个条件，可以不用药物。

促进乳汁分泌的药物

凡是能增强催乳素分泌的药物，均能促进乳汁分泌，增加乳母泌乳量。许多中枢活性药物，如罗芙木生物碱、吩噻嗪衍生物以及其他神经药物如舒必利、甲氧氯普胺、三环类抗抑郁药等，很可能通过降低催乳素抑制因子水平，进而增加垂体催乳素的分泌。促甲状腺释放激素直接刺激促甲状腺素和催乳素的释放，但其副作用大，其使用受到限制。

临床上，有时也采用缩宫素鼻腔喷雾给药，在乳房充盈时可促进乳汁由乳腺流向乳头。肌注小剂量缩宫素（2~3IU）或口服去氨缩宫素（50IU，授乳前 20~30 分钟口服）可刺激泌乳。

需要强调的是，不管是用药抑制乳汁分泌还是促进乳汁分泌，均需遵医嘱。

七、哺乳期怎样安全合理使用抗菌药物？

抗菌药物在哺乳期的安全合理使用对于宝宝来说尤为重要。

1. 青霉素类、头孢菌素类

青霉素类如青霉素 V 钾、阿莫西林等，毒性较小，乳汁中含量中等，此类药物不经肝脏代谢而以原形由尿排出，对乳儿基本无影响，可以使用，但要排除过敏体质，也有少量引起婴儿腹泻及过敏的报道。氨苄西林＋丙磺舒则应慎用，因丙磺舒可提高氨苄西林的血药浓度，延长其半衰期，而新生儿排泄青霉素的速度很慢，容易发生过敏反应。

头孢菌素类中除头孢曲松、头孢尼西外其余都为短半衰期药品，毒性低，进入乳汁的含量较低，对新生儿较为安全，可以使用。

氨曲南进入乳汁的含量很低。

2. 大环内酯类

大环内酯类中红霉素在人乳中的浓度高于母体血浆的浓度，当静脉给药时，其在乳汁中的浓度更高，应禁用。罗红霉素、琥乙红霉素、阿奇霉素等在乳汁中浓度高，有肝、肾毒性，可引起恶心、呕吐、腹泻等，应慎用。大环内酯类具有分子量大的特点，阿奇霉素脂溶性高，组织分布广。

3. 克林霉素

克林霉素易溶于水、分子量小，60%~90% 与血浆蛋白结合，这些特性限制了其在乳汁中的分布。哺乳期妇女应用克林霉素可以继续母乳喂养。克林霉素最大的不良反应是导致假膜性结肠炎的发生，如果婴儿发生腹泻，特别是大便中含有黏液和血液时要及时就医。

4. 氨基糖苷类

本类药品的理化性质特点为分子量大，分子具有极性，蛋白结合率低，组织和体液分布少。氨基糖苷类抗菌药哺乳期使用研究较少，目前数据还不充分。例如庆大霉素全身用药，美国 medscape 数据库网站中对于其哺乳期用药的描述中认为是可以分泌入乳汁的，应谨慎使用。我国庆大霉素说明书和 2015 年抗菌药物临床应用指导原则中都指出氨基糖苷类抗菌药可能导致宝宝听力减退，需避免使用。因此，原则上如果必须使用，建议用药期间监测婴儿是否有鹅口疮、腹泻、血便等抗菌药物引起的菌群失调的临床表现。但对于含有庆大霉素的滴眼液或滴耳液哺乳期则可以安全使用。

5. 四环素类

四环素类抗菌药分子量大，蛋白结合率低，多西环素和米诺环素脂溶性高于四环素，易向乳汁转运，可沉积于乳儿牙齿和骨骼中，使牙齿永久性着色，牙釉质发育不良并抑制其骨髓生长，应禁用。

6. 氯霉素类

氯霉素易通过血乳屏障，乳汁中含量高，由于新生儿肝内缺少葡萄糖 -6- 磷酸脱氢酶(G-6-PD)，故影响药物与葡萄糖醛酸结合，从而在婴儿体内蓄积，易引起灰婴综合征，另外其可造成骨髓抑制，应禁用。

7. 喹诺酮类

本类药品理化性质特点为弱酸、低分子量、高脂溶性、低蛋白结合率、组织渗透性高，乳汁含量高（环丙沙星例外）、与钙等离子可发生螯合作用，减少其在乳汁中的浓度。目前公认的喹诺酮类抗菌药对婴幼儿的软骨发育有影响，因此一般情况下哺乳期禁用。含有环丙沙星或左氧氟沙星的滴眼液或滴耳液因其进入血液循环的浓度极低，哺乳期可以安全使用。外用的眼药水对婴儿影响是微不足道的，为更好的减少药物进入母乳，建议使用时按压泪管 1 分钟以上，去除多余未吸收的液体。

8. 磺胺类

磺胺类药物可与胆红素竞争白蛋白，一般不用于新生儿期。磺胺嘧啶银可能造成婴儿核黄疸，因此将其列为禁用，但对于复方新诺明（磺胺甲恶唑/甲氧苄啶），各数据库认为对于大于1月龄的健康婴儿可以正常哺乳，但需监测婴儿是否有黄疸、贫血等症状，同时禁用于有 G-6-PD 缺陷或高胆红素血症宝宝的哺乳期妈妈。

9. 硝基咪唑类

目前临床常用的硝基咪唑类抗菌药有甲硝唑、替硝唑和奥硝唑。这类药品除了对厌氧菌有效外，治疗阴道滴虫病、肠道内和肠道外的阿米巴感染等是首选的治疗药品。这类药品哺乳期这类能否使用目前存在很多争议。一般认为哺乳期应避免用药，针对相应的抗菌谱，可换用阿莫西林克拉维酸钾或用药期间停止哺乳，为了确保治疗结束后恢复哺乳，建议仍按照正常哺乳时间用吸奶器等方法将乳汁吸出并弃去，停药后经过 5~7 个药物半衰期后，药物消除达 95% 以上即可恢复哺乳。三个药物中，甲硝唑的药物消除半衰期最短，平均 8 小时左右；其次为替硝唑，12.6 小时；消除半衰期最长的药物为奥硝唑，14 小时左右；建议在可选择的情况下选择半衰期最短的药品。

10. 抗结核类

异烟肼可大量转运到乳汁，造成婴儿肝毒性，应禁用。乙胺丁醇、吡嗪酰胺、利福平等进入乳儿体内的药量虽微乎其微，但其代谢物对乳儿有肝和神经毒性，可引起贫血、便秘、恶心，应慎用。

哺乳期抗菌药物使用推荐

对于哺乳期妈妈，β-内酰胺类（青霉素类、头孢菌素类、碳青霉烯类）、大环内酯类可以推荐使用，使用期间需监测宝宝是否有皮疹、胃肠道反应（腹泻、呕吐等）等不适反应，如果出现可停止哺乳或使用替代药品。喹诺酮类、氨基糖苷类、四环素类、磺胺类等尽量避免选用，但外用制剂在哺乳期可以推荐使用。另外如氟康唑、制霉素片和阿昔洛韦在哺乳期都属于可推荐使用范畴。

目前哺乳期抗菌药物使用仍缺乏高质量的安全用药数据，但通过国内外权威数据库的查询，哺乳期妈妈服用某些特殊药品时仍可以继续安全哺乳，某些药品在利大于弊的情况下可以短期使用，五个半衰期后可正常恢复哺乳。

八、哺乳期外用药安全吗？

关于哺乳期能否使用外用药，妈妈们的疑问较多。

哺乳期乳房皮肤湿疹（非乳头非乳晕部分）可以用药吗？哺乳期妈妈患湿疹的不少，哺乳期可以短期小面积使用丁酸氢化可的松或莫米松之类激素强度稍弱的激素，应在喂奶后涂，别让宝宝摸到、吃到；喂奶前需要把药膏彻底清洗掉。

几乎每个哺乳期妈妈都有被宝宝咬破乳头的"惨痛"经历，治疗宝宝的咬伤通常使用羊脂膏，这个药膏即使被宝宝吃进去也没事；也可哺乳后立刻涂少量金霉素软膏或者百多邦，下次哺乳前洗净，别让宝宝吃到或宝宝皮肤接触到。金霉素虽然也属于四环素类药物，但由于金霉素目前常用的剂型是眼膏及软膏剂型，眼睛及皮肤局部少量使用时全身的吸收量很少，不会影响到吃母乳的宝宝，宝宝短期少量对症使用也是安全的。

哺乳期脚气发作可以用药吗？众所周知硝酸咪康唑（达克宁）可以治疗脚气，其外涂基本上不进入乳汁，因此哺乳期局部外用不影响哺乳，但要注意别让宝宝皮肤接触到。

哺乳期妈妈若得了带状疱疹要避免与宝宝亲密接触，但治疗带状疱疹的阿昔洛韦哺乳期使用是安全的。

如果妈妈产后得了荨麻疹，先查找过敏源并避免接触，止痒可以外用哺乳期安全的炉甘石洗剂，注意不要抓挠、不要热敷。

九、哺乳期妈妈感冒了怎么办？

哺乳期的妈妈感冒了能吃药吗？能吃退热药吗？能吃中药吗？需要暂停哺乳吗？很多哺乳妈妈为了保证母乳喂养，生怕药物会通过乳汁影响到宝宝健康，对于用药充满了疑问。其实听从医嘱，安全合理用药，妈妈好，宝宝也好。

感冒大部分是病毒感染引起的，病毒在人体内有自然的清除期，人体的免疫系统大概会需要 3~5 天产生特异性的抗体从体内清除病毒。发烧是人体正常的防御反应，一般应多喝水多休息，这是普通感冒的基本处理策略。如果体温 38.5℃以上，可以选用对乙酰氨基酚或布洛芬这两种使用最广泛的、最安全的退烧药，哺乳期使用安全。

含有氨基比林的解热镇痛药禁止使用。氨基比林这个名字大家可能不熟悉，但要说安乃近、去痛片、安痛定这些药名，你一定听说过，这些药的有效成分就是氨基比林，主要功效是解热镇痛。而实际上，这类药物是国际上普遍禁止使用的药物，因其会产生比例非常高的严重不良反应。血液方面的不良反应是可引起粒细胞缺乏症，重者有致命危险，也可引起自身免疫性溶血性贫血、再生障碍性贫血等。皮肤方面的不良反应是可引起荨麻疹，重者会发生剥脱性皮炎、大疱性表皮松解症。目前，氨基比林作为单方制剂已于 1982 年被我国卫生部门宣布淘汰，但是含有氨基比林的复方制剂却仍在我国的临床治疗中使用，特别是基层医疗机构。

白加黑、酚麻美敏片是含多种有效成分的药物，同时有针对鼻塞、流涕、发烧、咳嗽的药物成分，考虑里面的成分对乳汁分泌的影响，不推荐使用；建议针对具体的症状选用含单一有效成分的药物。

鼻塞流涕建议用生理性海水鼻腔喷雾器清洗鼻腔缓解症状。如没有鼻腔喷雾器，可以通过吸入热水蒸气缓解鼻塞。

抗病毒药金刚烷胺，哺乳期的妈妈服用此药后，可致宝宝呕吐、皮疹和尿潴留，所以应该禁用。而哺乳期间服用奥司他韦是相对安全的。药物进入到乳汁的量非常低。

哺乳妈妈如果患有严重感冒合并细菌感染，需要用抗菌药物治疗，建议遵医嘱使用青霉素类或头孢一代、头孢二代类的药物。如用药，乳母最好哺乳后立即用药，并适当延长下次哺乳时间，在这段时间内大部分药物能在母体中被清除，乳汁中的药物浓度也相对较低，对宝宝影响最小。

大家都以为天然的中草药没有问题，事实上草药的成分复杂，不论是成分、产地、制备过程皆有许多无法掌握的变数。中成药普遍缺乏哺乳期的安全数据，同时对于何时能从体内清除都不清楚，所以不能确定对宝宝有没有影响，或会有什么影响。

美国疾病控制与预防中心是推荐母亲得流感期间（不管是否接受治疗）进行哺乳的，因为无论是细菌或病毒性感染，当母亲出现症状时，宝宝早已暴露在被传染的环境之中了。乳汁中已经产生的抗体反而有利于婴儿抵抗疾病的侵袭，哺乳有利于增强宝宝的免疫。一般来说，感冒病毒不会通过哺乳途径传播，而是通过呼吸道空气飞沫传播。哺乳期间，注意戴口罩，平时勤洗手，尽量避免把病毒传染给宝宝。如高热期间暂停母乳喂养，要把乳汁吸出，预防由于停乳而造成的乳汁减少。

为了自己，也为了宝宝免受流感的侵袭，建议哺乳期妈妈及时接种流感疫苗。

十、抗风湿药哺乳期应用

大部分风湿性疾病好发于生育期女性，严重者在哺乳期也需要接受药物治疗。美国 Katherine 等总结了最常用的抗风湿药物对哺乳的影响，为安全用药提供依据。

糖皮质激素

泼尼松、泼尼松龙随乳汁分泌量少，可用于哺乳期。但当剂量过大，超过泼尼松 20mg 每日 1~2 次时，最好在服药 4 小时后授乳。

非甾体抗炎药

多数非甾体抗炎药（NSAID）用于哺乳期时可增加新生儿黄疸和核黄疸风险。在必须使用时，应选择安全性得到广泛认可的药物。目前尚缺乏环氧化酶 -2 抑制剂在哺乳期应用的资料。

羟氯喹

羟氯喹可随母乳分泌，通过授乳，平均每天每公斤体重宝宝可接受妈妈服药剂量的 2%。尽管该药在婴儿体内清除缓慢，并且存在潜在的蓄积效应，但目前大多数专家还是一致认为哺乳期使用羟氯喹相对安全。

甲氨蝶呤

甲氨蝶呤能随母乳分泌，并可在婴儿组织中蓄积，哺乳期禁用。

来氟米特

哺乳期来氟米特禁用。

柳氮磺吡啶

有研究显示，只有极少量柳氮磺吡啶分泌入乳。研究者认为柳氮磺吡啶在哺乳期应用是安全的。但美国儿科学会（AAP）建议应谨慎使用，因为曾有 1 例婴儿血便报告。

硫唑嘌呤

硫唑嘌呤可分泌入乳，哺乳期禁用。

环磷酰胺

环磷酰胺可分泌入乳，哺乳期禁用。

环孢素

哺乳期应避免使用环孢素，尽管也有报告显示对婴儿不会产生不良影响。需注意的是，婴儿通过母乳接受的药物剂量存在很大的个体差异。有报告显示，1例婴儿体内血药浓度达到治疗剂量，而母乳中的药物浓度却相对较低。

吗替麦考酚酯

吗替麦考酚酯可分泌入乳，哺乳期禁用。

TNFα 拮抗剂

TNFα 拮抗剂包括英夫利昔单抗、阿达木单抗和依那西普。目前还没有 TNFα 拮抗剂在哺乳期应用的研究，仅有一些个案报道，由于缺乏足够的资料，使用 TNFα 拮抗剂时应避免哺乳。

阿那白滞素

阿那白滞素 (anakinra) 是 IL-1 受体拮抗剂，目前并不了解阿那白滞素是否分泌入乳，哺乳期应避免使用。

利妥昔单抗

利妥昔单抗是抗 CD20 单抗，尚不明确利妥昔单抗是否分泌入乳，哺乳期应避免使用。

十一、哺乳期妈妈高血压可用啥药？

很多的降压药物可以安全用于哺乳期妈妈，但在选择药物时要考虑到婴儿的月份和健康状态，用药过程中需要监测婴儿的血压、心率和发育情况。同时在哺乳期间要注意休息，保持良好的心态。

哺乳期可以使用的降压药物：

1. 甲基多巴（哺乳分级是 L2，相对婴儿剂量 RID：0.1~0.4%），对婴儿影响不大，可以使用。

2. β–受体阻滞剂：其中普萘洛尔（哺乳分级是 L2，RID：0.3%）、拉贝洛尔（哺乳分级是 L2，RID：0.6%）和美托洛尔（哺乳分级是 L3，RID：1.0%）可以使用。而阿替洛尔蛋白结合率低，通过肾脏排泄，对婴儿有潜在的危害，应避免在哺乳期使用。纳多洛尔和索他洛尔分泌进入乳汁的量较大，可使婴儿出现低血压、心动过缓和呼吸急促。卡维地洛和比索洛尔没有足够的证据可以安全使用于哺乳期妇女，所以应避免使用。

在使用 β–受体阻滞剂时需要监测婴儿的心率、血压和生长发育情况。

3. 钙离子拮抗剂：硝苯地平（哺乳分级是 L2，RID：2.3%）、维拉帕米（哺乳分级是 L2，RID：0.15%）、地尔硫卓（哺乳分级是 L3，RID：0.9%）可以使用。

4. 血管紧张素转换酶抑制剂：卡托普利（哺乳分级是 L2，RID：0.0002%）、依那普利（哺乳分级是 L2，RID：0.175%），可以在哺乳期使用，这点跟妊娠高血压完全不同，在妊娠期高血压的患者，这类药物绝对禁忌使用。

哺乳期避免使用的降压药物：

1. 血管紧张素受体拮抗剂：这类药物目前没有足够的证据可以在哺乳期使用。

2. 利尿剂：因会影响母乳的量，一般不建议使用。

十二、哺乳期避孕

母乳喂养期间，大部分妈妈没有月经或者没有规律的月经，但并不意味着不排卵。因此进行母乳喂养的同时应该注意避孕。足月阴道分娩后 12 个月内、剖宫产后 24 个月内均需严格避孕。那哺乳期怎样避孕才好？能吃避孕药吗？可以安全期避孕吗？

哺乳期选择避孕方法的原则为不影响乳汁分泌、适合妈妈产后生理特点。避孕方式可选择工具避孕（避孕套）、宫内节育器避孕（选择不含药物的种类）。如果不想再生育者，也可以采取绝育措施，做输卵管（输精管）结扎。男方结扎后还得避孕一段时间，待精液检查确实未见精子时，才可以不采取避孕措施。

母乳喂养的妈妈，不宜服用避孕药。因为避孕药能通过乳汁对宝宝产生不良影响，同时还可能使乳汁分泌量减少。产后哺乳会抑制排卵，使月经暂时停止，有一定的避孕作用。但这种避孕作用不是百分之百有效的，有人先排卵，在月经未恢复前就可怀孕。哺乳期女性不适宜选用含雌激素口服避孕药。因为摄入雌激素可引起哺乳期妇女的胃肠道反应，影响食欲，导致乳汁中蛋白质、脂肪和微量元素的含量下降，对宝宝生长发育有很大影响。同时，含有雌激素的乳汁被宝宝摄入，可使男婴乳房发育，女婴出现阴道上皮增生、阴唇肥厚等副性征的异常。

不宜选用安全期避孕，因为安全期避孕根本不安全。

十三、哺乳期用药小贴士

哺乳期妈妈腹泻

遵医嘱用药，对症治疗可用蒙脱石散止泻，口服补液盐补充水分和电解质；如腹泻时间长，可服用益生菌调节肠道菌群，比如培菲康，上述药在哺乳期都是安全的。

哺乳期妈妈便秘

治疗便秘的药物乳果糖、聚乙二醇不会在肠道吸收进入血液，哺乳期安全性很好，可以放心使用。

哺乳期妈妈补钙

多吃富含钙质的食物，如乳制品、豆制品、深绿色蔬菜、鱼类以及水果等。当饮食中不能摄取足够的钙时，可以在医生的指导下服用钙剂，选择钙剂的时候，不要追求钙片的含钙量特别多，最好选择小剂量 100~300mg 的钙片，可以一天分多次吃。一次摄入量过多，反而会降低吸收率，容易引起便秘。

哺乳期妈妈鼻炎

建议先看医生评估后正规治疗。平时护理可以用生理性海水鼻喷清洗鼻腔，如果有过敏症状，可以选用抗过敏药，比如氯雷他定或西替利嗪，哺乳期使用是比较安全的。相较而言，氯雷他定安全数据更充分。如果经医生评估后需要用到鼻喷激素的话，也可以用。鼻炎引起眼睛干涩酸痛，首先需要对鼻炎进行正规治疗。对于眼睛干涩，可以用一些类似人工泪液的眼药水，比如羟甲基纤维素，羟糖苷滴眼液等。

哺乳期妈妈做 CT、X 光或核磁共振

妈妈身体会承受一定辐射，但不会影响哺乳。

哺乳期妈妈局部麻醉

比如在补牙时局部麻醉，麻醉药在体内代谢很快，不会影响哺乳。

附 录

一、优孕准备须知

每人都希望自己能拥有一个健康聪明的孩子。但优孕，一定是需要精心准备的。

1. 最佳生育年龄

女性最佳婚育年龄为 23~25 岁。如过早婚育，女性的生殖器官和骨盆尚未完全发育成熟，难产的机会也会增加，甚至造成一些并发症和后遗症；当然，年龄过大，妊娠、分娩中发生并发症的机率增多，难产率也会增高。尤其要避免 35 岁以后再怀孕，因为卵巢功能在 35 岁以后逐渐趋向衰退，卵子中的染色体畸变的机会增多，容易造成流产、死胎或畸胎。

2. 最佳受孕季节

建议选择在夏末秋初时受孕。夏秋时节受孕的宝宝，患脊柱裂、无脑儿畸形的机会明显少于冬春受孕者；夏末秋初怀孕的孕妇，早孕反应阶段正值秋季，避开了盛夏对食欲的影响；秋季蔬菜、瓜果供应齐全，容易调节食欲、增加营养；当进入易感风疹、流感等疾病的冬季时，妊娠已达中期，对胎儿的器官发育的影响已大大减少；足月分娩时，正是气候宜人的春末夏初，这样的季节有利于新生儿对外界环境的适应，从而能更好地生长发育。

3. 最佳生理基础

计划受孕最好是在男女双方都处于体质健壮、精神饱满的状况下进行。具体应注意如下 7 个方面。

（1）新婚勿受孕　新婚阶段，由于男女双方都比较疲乏，故一般认为，结婚后 3~6 个月再受孕比较适当。

（2）有病勿受孕　如果夫妇有一方患急性传染病、结核病、发热性疾病，或妻子心肝肺肾等重要脏器患有严重疾病时，都不应受孕。这些疾病会影响生殖细胞的质量，造成胎儿发育迟缓、低体重、早产或死胎。另外，重要脏器有严重疾病的妇女受孕后，妊娠和分娩的风险极大，容易导致心肾衰竭。

（3）避免药物影响　许多药物能使生殖细胞中的染色体或基因发生突变，导致胎儿畸形；或对孩子将来的身体发育与智力发育造成不良影响。

（4）加强营养　在受孕前的准备阶段，夫妻双方应注意加强营养，多吃一些高蛋白和维生素丰富的食物。使生殖细胞发育良好。

（5）加强免疫力　在准备怀孕阶段，夫妻双方都要注意加强自身免疫力，并且保持良好的卫生习惯，预防细菌和病毒感染。尤其是女性，如果在怀孕阶段遭受病毒袭击，那么无论是对肚子里的孩子还是对于孕妇本身，都是一种伤害。

（6）养精蓄锐　为了生育一个优质的好宝宝，夫妻双方在准备怀孕阶段要做好劳逸结合，保持精神愉快，并适当进行锻炼。

（7）烟酒不进　烟酒对于生殖细胞或受精卵的毒害作用是很大的。父母如在宝宝受孕阶段以及在宫内生长发育阶段经常接触烟酒，宝宝出生后往往会体重不足，发育迟缓，智力低下。

4. 最佳心理状态

夫妇之间感情和睦，性生活和谐满足，在这样的心理状态下最适宜怀孕。

5. 最佳生育性生活

（1）掌握排卵期　掌握女性的排卵期，这一点对于受孕非常重要。女性排卵期一般在两次月经周期的中间几天。排放后的卵子大约可存活 1~2 天，精子在子宫内可存活三天，因此在排卵前三天和后一天过性生活比较容易受孕。

（2）爱的方式　在性交前，丈夫要给予妻子充分温柔的爱抚，待到妻子阴道充血、湿润，主动有性交的强烈要求时，才进行交合。如此充分的准备可使妻子的阴道酸性环境减弱，从而适合于精子的运动，又使双方处于心理最佳状态。

射精后，妻子的臀部可适当垫高 10cm，并保持平卧至少 1 小时，这样有利于保持精液的浓度，有利于受精。

6. 最佳生育环境

外界环境中的某些不良刺激往往会影响妊娠的进展、胎儿的发育。所以在计划受孕前，应尽力排除以下不利因素的干扰，创造一种良好的受孕氛围。

（1）周围环境　在工作或生活的环境中，某些物理和化学的因素会影响受孕的质量，如高温、放射线、噪声、振动等物理因素，及铅、汞、镉、砷等金属，某些化学物品、农药等，这些都要尽可能避免接触。另外，夫妻双方都要避免新装修的环境。

（2）生物因素　迄今已知有多种病毒能通过胎盘危害胎儿，可以引起死胎、早产、胎儿宫内生长发育迟缓、智力障碍或畸形。而这些病毒常可通过猫、狗等家畜传播。因此，计划怀孕的夫妻就应停止接触猫、狗及其他家畜。

二、预测最佳受孕期方法

经常有朋友或患者问月经周期中何时为排卵期？什么时候同房最容易受孕？下面就来教大家几个预测最佳受孕期的方法。

1. 根据月经周期预测法

女性月经周期以月经见红第一天为周期的开始。周期的长短因人而异，约为21~35天不等，平均约为28天。其中又以排卵日为分隔，分为排卵前的卵泡期，与排卵后的黄体期。卵泡期长短不一定，但黄体期固定约为14天上下两天。因此，对于月经周期规律的女性，一般排卵期在下次月经来潮前14天左右，可以有计划地在其前后安排同房。

2. 基础体温测量法

基础体温又称静息体温，是指人经过6~8小时的睡眠以后，比如在早晨从熟睡中醒来，体温尚未受到运动、饮食或情绪变化影响时所测出的体温。基础体温通常是人体一昼夜中的最低体温。建议使用专门的基础体温计。基础体温计与一般体温计不同，它的精度比较高。目前常用的女性基础体温计一般不使用含水银的体温计，大多数采用更安全的电子体温计。

正常育龄妇女的基础体温与月经周期一样，呈周期性变化，这种体温变化与排卵有关。排卵后次日，因卵巢形成黄体，分泌孕激素会使体温上升。因此，一般排卵发生在基础体温上升前或由低向高上升的过程中，体温升高幅度一般为 $0.3℃ \sim 0.5℃$。体温的升高提示排卵已经发生，但不能预测排卵何时将发生。

3. 宫颈黏液观察法

有正常月经周期的妇女，阴道分泌物形状会随月经周期发生变化。月经期前后，黏液常黏稠而量少；月经周期的中期，黏液会越来越稀薄，量亦越来越多，越接近排卵期，越变得清澈透亮，状似蛋清，且富于弹性，拉丝度最高。

4.B 超监测排卵

一般从女性月经第一天算起 10~13 天之间开始监测卵泡发育情况，卵泡长大至 18~23mm 为成熟卵泡，随时可能发生排卵。卵泡监测是动态过程，需要从卵泡开始生长、长大、直到排卵，持续监测，所以一个周期有时需要做 3~4 次 B 超。

5. 促黄体生成素（LH）/ 促卵泡生成激素（FSH）测定

受内分泌系统的调节，排卵前会出现 LH / FSH 峰值，LH 峰出现于排卵前 36 小时，是即将排卵的可靠指标。

前三种方法都有不太准确的地方。月经周期正常者可将前三种方法结合起来，估算出排卵日安排同房，容易怀上自己的宝宝。而婚后较长时间没有怀孕的患者建议医院专科就诊，一般医生会采用后两种较为准确的方法来确定排卵时间。

三、女性不孕的五大主要原因

凡婚后未避孕、有正常性生活、同居 2 年而未受孕者，称为不孕症。各种不孕的原因中，女方因素占 40%~55%，男方因素占 25%~40%，夫妇双方因素占 20%，免疫和不明原因约 10%。女方引起不孕的原因中，以排卵障碍和输卵管因素最为常见。目前造成女性不孕的主要原因大致可分为以下五种。

1. 卵巢因素

我们知道，女性必须有排卵才可能怀孕。如果荷尔蒙失调，将无法促进卵子成熟排卵，就可能造成不孕。医学发现，不孕夫妇中约有 10%~15% 是因为妇女有排卵障碍。临床造成排卵障碍的因素很多，诸如严重营养不良、过敏、吸收不良、体重减轻过多、工作压力大、激烈运动过度、暴露在化学物质或放射线污染环境中等，都有可能造成排卵障碍。

某些疾病也会影响排卵，甚至没有卵可以排出。例如："多囊性卵巢疾病"主要是由于其荷尔蒙失调，造成排卵障碍，甚至不孕；另外，有些染色体异常疾病，如Turnet's症候群，或是早发性卵巢衰竭，则根本没有卵可以排出。

2. 输卵管因素

输卵管如果不畅通，精子和卵子无法顺利通过，当然就无法怀孕，甚至有子宫外怀孕的担心，这个因素占所有不孕症原因的20%~30%，可以说是女性不孕的最主要原因。

只有极少数妇女是因为先天畸形造成输卵管狭窄、阻塞，甚至缺少输卵管，绝大部分病人是由于细菌感染的后遗症，例如骨盆腔炎症、结核菌转移感染或人工流产后感染等原因，造成输卵管阻塞。

3. 子宫因素

整个精密复杂的内分泌变化，包括下视丘、脑下腺和卵巢必须协调运作，才能有完美的生殖功能。卵巢所分泌的荷尔蒙作用于子宫内膜，使其增生、肥厚，主要为受精卵提供肥沃的发育环境，能够植根生长。如果生殖内分泌系统出了问题，就会影响排卵，或是受精卵无法正常着床。

有部分妇女黄体机能不全，因而不容易受孕。正常妇女黄体期应维持12~15天，如果测量基础体温时，高温期天数少于10天，就应考虑黄体机能不全。

少数妇女子宫发育不全或是先天畸形，常会造成流产或不孕。此外，子宫内膜有某些病理变化，例如子宫内膜异位症、子宫内膜息肉、子宫内膜下肌瘤、子宫腔粘连、子宫内膜结核症、过敏体质、化学毒素、营养不良或感染等原因，也都会干扰受精卵正常着床，造成流产或不孕。

4. 子宫颈因素

子宫颈是精子进入子宫腔的第一个关卡，精子必须以子宫颈黏液为媒介，才能活动并顺利穿过子宫颈管进入子宫腔。如果子宫颈黏液的分泌量、酸碱度或浓稠度出现问题，精子无法穿过子宫颈，也会造成不孕。

5. 腹膜腔因素

由于所有女性内生殖器官都位于腹膜腔，如果腹膜腔存在一些物理或是机械因素妨碍受孕过程，也会影响受孕，例如骨盆腔粘连、子宫内膜异位症等，所造成输卵管解剖构造的改变与破坏，就有可能造成不孕。

此外，有些不明原因的不孕症，也就是临床找不到任何病因的病人，目前医学研究发现，其腹膜腔液所含的发炎性化学物质，会影响排卵、输卵管蠕动等受孕过程，因而造成不容易受孕。

四、备孕妇女膳食指南

备孕是指育龄妇女有计划地怀孕并对优孕进行必要的前期准备，是优孕与优生优育的重要前提。备孕妇女的营养状况直接关系着孕育和哺育新生命的质量，并对妇女及其下一代的健康产生长期影响。为保证成功妊娠、提高生育质量、预防不良妊娠结局，夫妻双方都应做好充分的孕前准备。

健康的身体状况、合理膳食、均衡营养是孕育新生命必需的物质基础。准备怀孕的妇女应接受健康体检及膳食和生活方式指导，使健康与营养状况尽可能达到最佳后再怀孕。健康体检要特别关注感染性疾病以及血红蛋白、叶酸、尿碘等反映营养状况的检测，目的是避免相关炎症及营养素缺乏对受孕成功和妊娠结局的不良影响。备孕妇女膳食指南在一般人群膳食指南基础上特别补充了以下3条关键推荐：一是调整孕前体重至适宜水平；二是常吃含铁丰富的食物，选用碘盐，孕前3个月开始补充叶酸；三是禁烟酒，保持健康生活方式。

孕前体重与新生儿出生体重、婴儿死亡率以及孕期并发症等不良妊娠结局有密切关系。低体重或肥胖的育龄妇女是发生不良妊娠结局的高危人群，备孕妇女宜通过平衡膳食和适量运动来调整体重，尽量使体重指数(body mass index，BMI)达到18.5~23.9的理想范围。

育龄妇女是铁缺乏和缺铁性贫血患病率较高的人群，怀孕前如果缺铁，可导致早产、胎儿生长受限、新生儿低出生体重以及妊娠期缺铁性贫血。因此，备孕妇女应经常摄入含铁丰富、利用率高的动物性食物，铁缺乏或缺铁性贫血者应纠正贫血后再怀孕。碘是合成甲状腺激素不可缺少的微量元素，为避免孕期碘缺乏对胎儿智力和体格发育产生的不良影响，备孕妇女除选用碘盐外，还应每周摄入1次富含碘的海产品。叶酸缺乏可影响胚胎细胞增殖、分化，增加神经管畸形及流产的风险，备孕妇女应从准备怀孕前3个月开始每天补充400μg叶酸，并持续整个孕期，最起码孕期前3月。

良好的身体状况和营养是成功孕育新生命最重要的条件，而良好的身体状况和营养要通过健康生活方式来维持。均衡的营养、有规律的运动和锻炼、充足的睡眠、愉悦的心情等，均有利于健康的孕育，吸烟，饮酒会影响精子和卵子质量及受精卵着床与胚胎发育，在准备怀孕前6个月夫妻双方均应停止吸烟、饮酒，并远离吸烟环境。

1. 调整体重至适宜水平

肥胖或低体重备孕妇女应调整体重，使BMI达到18.5~23.9范围，并维持适宜体重，以最佳的生理状态孕育新生命。

（1）低体重（BMI < 18.5）的备孕妇女，可通过适当增加食物量和规律运动来增加体重，每天可有 1~2 次的加餐，如每天增加牛奶 200 ml 或粮谷 / 畜肉类 50g 或蛋类 / 鱼类 75g。

（2）肥胖（BMI ≥ 28.0）的备孕妇女，应改变不良饮食习惯，减慢进食速度，避免过量进食，减少高能量、高脂肪、高糖食物的摄入，多选择低生糖指数（glycemic index，GI）、富含膳食纤维、营养素密度高的食物。同时，应增加运动，推荐每天 30~90 分钟中等强度的运动。

2. 多吃含铁、碘丰富的食物

备孕期保证平衡膳食是充足营养的基础，由于铁、碘的重要性，也应引起足够重视。

（1）铁：动物血、肝脏及红肉中铁含量及铁的吸收率均较高，一日三餐中应该有瘦畜肉 50~100g，每周 1 次动物血或畜禽肝肾 25~50g。在摄入富含铁的畜肉或动物血和肝脏时，同时摄入含维生素 C 较多的蔬菜和水果，以提高膳食铁的吸收与利用。

达到铁推荐量一日膳食举例

餐次	食品名称	主要原料及其量
早餐	肉末花卷	面粉 50g，瘦猪肉 10g
	煮鸡蛋	鸡蛋 50g
	牛奶	鲜牛奶 200ml
	水果	橘子 150g
午餐	米饭	粳米 150g
	甜椒炒肉丝	猪肉（瘦）50g 甜椒 100g

续表

餐次	食品名称	主要原料及其量
午餐	清炒油菜	小白菜（油菜）150g
	鸭血粉丝汤	鸭血 50g 粉丝 10g
晚餐	牛肉馅馄饨	面粉 50g 牛肉 50g 韭菜 50g
	芹菜炒香干	芹菜 100g 香干 15g
	煮红薯	红薯 25g
	水果	苹果 150g
加餐	酸奶	酸奶 100ml

注：依据《中国食物成分表2002》计算，三餐膳食铁总量32.2mg，其中动物性食物含铁20.4mg，维生素 C 190mg

含铁和维生素 C 丰富的菜肴

食品名称	主要原料及其重量（单位：g）	含铁和维生素 C 量（单位：mg）
猪肝炒甜椒	猪肝 50 甜椒 150	含铁 12.5 含维生素 C 118
鸭血炒韭菜	鸭血 50 韭菜 100	含铁 16.8 含维生素 C 24
水煮羊肉片	羊肉 50、豌豆苗 100 油菜 100、辣椒 25	含铁 7.6 含维生素 C 118

（2）碘：我国现行食盐强化碘量为 25mg/kg，碘的烹调损失率为 20%，按每日食盐摄入量 6g 计算，可摄入碘约 120μg/d，达到成人推荐量。考虑到孕期对碘的需要增加、碘缺乏对胎儿的严重危害及早孕期妊娠反应会影响对食物和碘的摄入，建议备孕妇女除规

律食用碘盐外，每周再摄入 1 次富含碘的食物，如海带、紫菜、贻贝（淡菜），以增加一定量的碘储备。

含碘丰富的菜肴

食品名称	主要原料及其重量（单位：g）	含碘量（单位：μg）
海带炖豆腐	鲜海带 100、豆腐 200	129.4
紫菜蛋花汤	紫菜 5、鸡蛋 25	222.8
贻贝（淡菜）炒洋葱	贻贝 100、洋葱 100	347.2

以上菜肴的含碘量分别加上每天由碘盐获得的 120μg 碘，碘摄入量约为 250~470μg，既能满足备孕妇女碘需要，也在安全范围之内。

3. 健康生活，做好孕育新生命的准备

夫妻双方应共同为受孕进行充分的营养、身体和心理准备：（1）在准备怀孕前 6 个月夫妻双方均应停止吸烟、饮酒，并远离吸烟环境，避免烟草和酒精对胚胎的危害；（2）夫妻双方要遵循平衡膳食原则，摄入充足的营养素和能量，纠正可能的营养缺乏和不良饮食习惯；（3）保持良好的卫生习惯，避免感染和炎症；（4）有条件进行全身体检，积极治疗相关炎症疾病，尽量避免带病怀孕；（5）保证每天至少 30 分钟中等强度运动；（6）规律生活，避免熬夜，保证充足睡眠，保持愉悦心情，准备孕育新生命。

同时，以下关键事实是在充分的科学证据基础上得出的结论，可参考使用：

（1）准备怀孕前 3 月开始补充叶酸，可预防胎儿神经管畸形；

（2）孕前适宜体重及充分的铁和碘储备有利于成功怀孕，降低不良妊娠风险；

（3）禁烟酒，保持健康生活方式，有利于母子双方的健康

五、我是一片小小的叶酸片

我是一片叶酸片，一片小小的叶酸片，现在越来越多的备孕妈妈都在打听我的身份，关注我的动态，并成为我的粉丝，我为了实力圈粉，奋力出彩，现在请允许我为自己代言：

我是叶酸，其实本质就是一种 B 族维生素，孕妈妈对我的需求量比普通人高很多倍，我在备孕怀孕中发挥的主要作用就是大大降低胎儿神经管畸形的发生率，也有高大上的研究称孕妈妈如缺乏我，易发生胎盘早剥，妊娠高血压综合征，巨幼红细胞性贫血等。所以我建议备孕的准爸爸准妈妈最好都能提前将我服下，来为宝宝们保驾护航，很多朋友在意补充我的时间，我的回答是最好的时间是在怀孕之前提前三个月开始补充，一直服用到怀孕头三个月，当然这个并不是绝对的，很多朋友想要孩子的想法没有那么长时间，从有了要孩子的打算开始补充也没问题的，前几日，有位粉丝给我们留言，说没打算要宝宝，但是妻子意外怀孕了，没有提前服叶酸，该怎么办？其实这样的情况也是不可避免的，如果发生了这样的情况，建议孕期妈妈从知道怀孕的这一天起，就开始每天适当的补充叶酸，直到孕三个月停止服用就好了。

各位粉丝注意啦，目前，市场上的叶酸片主要有两种，一种是专门提供给准妈妈的，主要用于降低宝宝出生缺陷，为 0.4mg；另一种用于治疗叶酸缺乏所致的巨幼红细胞性贫血，为 5mg，这两种不同叶酸片的叶酸含量相差很大，相差 12.5 倍，各位准妈妈在将我带回家时一定要注意加以区别啊，同时服用前最好再问问医生和药师的意见。

随着我曝光率的逐渐提高，科学家也开始关注了我，科学家们发现一个秘密，在人体内基因的不同会导致我在体内的作用不同，这个基因叫亚甲基四氢叶酸还原酶基因，英文缩写为MTHFR基因，就是这个基因掌管着我在人们体内的命运，如果孕妈妈的这个叶酸基因是正常的，只要一口水，一片药，0.4mg/日，那我可以大显身手大施拳脚，发挥我的药效，体现我的价值，保护孕妈妈和baby；如果孕妈妈的这个叶酸基因是非正常的，那我的能力就会大大的受限，应有的药效得不到充分的发挥，我的"拳头"发挥不出力来，对孕妈妈和宝宝的保护作用大大削减，这时如果将我的用量提高到0.8mg/日，那我的药效会有所提高的，作用就会相应增加。因此，我建议如果孕妈妈有空了，可去医院做个亚甲基四氢叶酸还原酶基因检查，在常州市妇幼保健院就能做，帮我打探一下前方情报，方便我携带合适的剂量上战场从而更从容的应战。

既然我这么重要，我建议备孕的朋友，还有准妈妈们平时可以从食物中摄取我，含量较高的食物有动物肝脏、多叶的绿色蔬菜，例如莴苣、菠菜、西红柿、胡萝卜、青菜、龙须菜、花椰菜、油菜、小白菜、橘子、草莓、樱桃、香蕉、柠檬等，都是含叶酸多的食物，平时准妈妈在饮食上注意多吃这类食物，也能有补充叶酸的作用，最后希望孕妈妈们一如既往地关注我，我也会及时更新我的动态，最后祝备孕的亲们都有好孕气！

六、孕妈妈意外拍了X光，宝宝就会有危险？荒唐

刘女士因单位组织体检拍了胸部X光检查，不久后发现自己怀孕了，非常焦急，认为X光肯定会对胎儿产生了不好影响，心里非

常焦虑……

相信和刘女士有同样经历同样感受的女同志们大有人在，由于对 X 线辐射危害根深蒂固的恐惧和认知不足等原因，不少家属和医务人员对于孕期女性的影像学检查都有很多的担忧和疑问，除此之外，孕期女性在使用超声、磁共振成像和造影剂等是否真的安全无害，也让很多人感到困惑和担心。针对上述状况，我们先看看国外怎么说，美国妇产科医师学会（ACOG）联合美国放射学会及美国超声医学学会等部门，于 2016 年 2 月联合发布了最新版《妊娠和哺乳期诊断性影像学检查指南》，该版指南指出，诊断性 X 线拍片、CT，以及核医学成像检查所带来的辐射暴露远远低于对胎儿产生危害的剂量，因此，孕妇意外接受了射线检查，无需过于担心其胎儿安全，更不建议其终止妊娠。

同时指南还指出，用于 X 线检查的口服造影剂并不被人体吸收，因此，也不存在实际或理论上的胎儿损害风险。

所以，孕妈妈们注意了，如果孕期意外拍了 X 光，宝宝不会有危险的，请相信宝宝足够坚强，妈妈们不要抛弃宝宝哦。

这里需要温馨提醒各位准妈妈、准爸爸的是，从优生优育的角度考虑，我们必须要做到万无一失，精子的一个代谢周期大约是 72 天，因此男性在妻子受孕前至少 3 个月最好应避免接触 X 射线；卵子的一个成熟周期约是 28 天，因此女性受孕前至少 1 个月最好应避免 X 射线照射，如果能做到这样，那安全性就更高了。

七、解开促排卵药的神秘面纱

生育宝宝的过程其实远比我们想象要艰辛和困难，有时候我们卵子同学羞答答就不想离开"娘家"卵巢，对外面的吸引无动于衷，但长大了女要嫁郎总得要出门的，有些女性为了圆梦，就需要来医院，找辅助生殖医生来帮忙，现在，我们一起来分享一下常见的促排卵药有哪些，但需要提前引起注意的是，这些促排卵药均为处方药，且是国家特殊管制的药，是辅助生殖方面用于解决女性不孕症或男性不育症的药物，没有医生的医嘱严禁自行购买和服用。接下来，我们一起走进这些不同的促排卵药。

克罗米芬，简单讲可通过促进相关激素分泌增加，继之刺激卵泡生长，卵泡成熟后排卵，使用方法为每日服 50 mg，共 5 日，自月经周期的第 3~5 天开始服药，若患者月经不规则，则应先用黄体酮撤退性出血的第 5 天始服用，为处方药，须严格遵医嘱服用。

尿促性素，负责促进卵泡生成和成熟，同时也可促进子宫内膜增厚，促进男性曲细精管发育，促进精子成熟，为处方药，须严格遵医嘱服用。

绒促性素，负责促进和维持黄体功能，促使黄体生产孕激素，须与尿促性素或者克罗米芬合用，一起诱发排卵，而对于男性，能促使隐睾症儿童的睾丸下降和男性第二性征的发育。

温馨提醒，无论使用何种促排卵药物，一定要先征得医生同意并符合使用指征，并且一定要有阴道超声和性激素监测作为指导用药的工具方能获益，切可不自行购买和服用。

八、出生医学证明申领须知

亲爱的孕、产妇及家属：

《出生医学证明》是依据《中华人民共和国母婴保健法》出具的，证明婴儿出生时状态，血亲关系以及申报国籍、户籍取得公民身份的法定医学证明，也是每个新生儿的第一份人生档案。当你们在为宝宝准备一切生活必备品时，请别忘了为宝宝做好《出生医学证明》的信息填报准备。

1. 申领《出生医学证明》前必须给新生儿起名，填写字迹要工整，婴儿可以随父姓或母姓，姓名用字必须准确，如需用冷僻字，须事先去申报户口的派出所咨询。《出生医学证明》一经签发，即产生法律效力，非因法定事由，《出生医学证明》及其记载的内容不予更换或变更。

2.《出生医学证明》由接产医院在新生儿出院前、出院时、出院后发放。如不能提供有效证件或新生儿申领《出生医学证明》前未能确定姓名，或有其他特殊情况的，暂不发给《出生医学证明》，相关资料完善后再来院申领，以免造成不必要的麻烦。

3. 当收到《出生医学证明》后，请认真核对，如发现有打印错误，应及时向医生申请换发。《出生医学证明》严禁擅自涂改，一旦涂改，视为无效。

4.《出生医学证明》是证明新生儿出生地和申报户籍的有效法律凭证，请妥善保管，按照国家和本市户籍管理的有关规定，应凭《出生医学证明》到新生儿父母一方户籍所在地派出所为新生儿办理户籍登记手续。

5. 领取《出生医学证明》需提交材料：

（1）新生儿父亲、母亲有效身份证原件；

（2）其他人领取《出生医学证明》应提交材料：

① 新生儿母亲签名的授权委托书；

② 父亲、母亲有效身份证原件；

③ 授权委托领出生医学证明人的有效身份证原件。

九、准爸爸可以做的 4 件事

1. 陪同产检

尽量陪你的妻子去接受每次的产前检查，或者至少在重要检查的时候，比如第一次做 B 超，要陪她去。你的陪伴很重要，至少能让准妈妈觉得安心。

2. 帮她缓解身体的不适

最好能学习一点简单的按摩手法，帮助准妈妈缓解巨大的身体负担带来的不适，肩颈和脚的按摩都是很适合的。

3. 参与决定育儿细节

是剖宫产还是自己生？用纸尿裤还是用尿布？如何给宝宝布置房间等等，这些问题绝对不是准妈妈自己的问题，准爸爸也要了解相关知识，提供自己的判断和意见。

4. 保证自己的健康状态

在准妈妈努力调整自己的饮食和生活习惯的同时，你也可以通过陪着她一起做这些生活方式的改变，来给她以支持和鼓励。准爸爸要戒除那些对宝宝有害的食物，少喝酒、戒烟。

十、快乐——送给宝宝最好的礼物

良好、乐观的情绪有利于胎儿身心发育，所以孕期准妈妈应尽量调整心态，保持良好的情绪，避免情绪波动。长期严重的焦虑，抑郁，紧张等不良情绪，会对胎儿和成年后的性格、心理素质等产生影响，严重的精神刺激还会引起早产等不良后果。营造和谐的家庭氛围，对孕妇不良情绪的排解是非常必要的，要注意以下几点：

1. 密切夫妻关系，丈夫及家人应给予孕妇充分的关怀和爱护，家庭中每个成员要以愉快的心情迎接宝宝的诞生；

2. 准妈妈也要乐观自信，妈妈健康快乐，宝宝才能健康快乐；

3. 遇到困难，应和亲戚朋友及医生沟通，寻求支持和帮助；

4. 缓解生活、学习和工作上的压力，全身心地准备孕育新生命。

十一、如何准备待产包，赶紧收藏

在分娩前，请将待产包里面的物品陆续准备好，家庭成员均需掌握，都应积极准备：

孕期就诊有关病历	有关证件（双方身份证、医保卡）、住院押金	洗漱用具
餐具、水杯（配一套微波炉用）	胸罩（喂哺用）	内衣、拖鞋（需防滑）、软底鞋（需防滑）
手机	大小毛巾、塑料袋	点心
消毒卫生纸、卫生巾	婴儿衣服、尿布	

住院前，分娩前，请剪短指甲，修理头发，尽量不佩戴首饰，妥善保管好携带的贵重物品（包括手机，现金）。

办理住院手续时，需由产科医生开具住院证，并携带相关病历，化验单，身份证等证件到住院大楼大厅办理入院手续。

十二、预产期计算方法

孕妈妈在怀孕后，一定要记住关键的这个末次月经日期，因为记住了末次月经的日期，就可以算出预产期来，从末次月经的第一天开始算，推算孕产期的方法就是月份 +9 或者 –3，日期 +7，比如您末次月经是 1 月 1 日开始来的，那么您的预产期就是 10 月 8 号（月份 +9 日期 +7 法）；如果您的末次月经是 11 月 20 日，那么您的预产期就是 8 月 27 号（月份 –3 日期 +7 法）。

这里需要提醒各位准妈妈的是，预产期受着床时间以及月经周期的影响，请您定期产检，需与 B 超报告一起来判断，共同迎接宝宝的到来。

十三、孕期就诊流程图

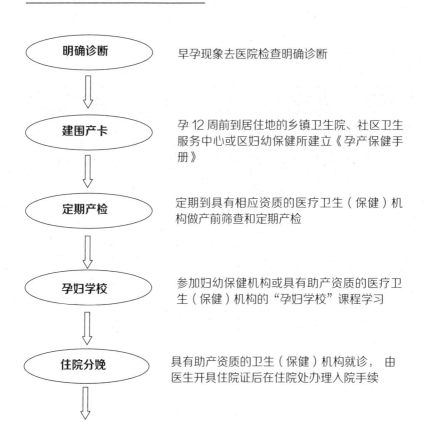

明确诊断 —— 早孕现象去医院检查明确诊断

建围产卡 —— 孕 12 周前到居住地的乡镇卫生院、社区卫生服务中心或区妇幼保健所建立《孕产保健手册》

定期产检 —— 定期到具有相应资质的医疗卫生（保健）机构做产前筛查和定期产检

孕妇学校 —— 参加妇幼保健机构或具有助产资质的医疗卫生（保健）机构的"孕妇学校"课程学习

住院分娩 —— 具有助产资质的卫生（保健）机构就诊，由医生开具住院证后在住院处办理入院手续

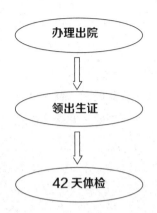

办理出院　　医生开出院医嘱办理出院手续

领出生证　　由新生儿母亲或委托他人带相关证件按相关
规定领取新生儿出生医学证明

42 天体检　　产后 42 天，需到原分娩医疗机构进行产科
康复检查以及宝宝体检

十四、孕期体检项目及临床意义

孕周	基本体检	辅助检查	临床意义
12^{+6} 周前	体重、身高、血压、胎心	血象分析，尿液分析、血型（Rh）、肝肾功能＋血脂分析＋乙肝两对半＋丙肝＋梅毒＋TORCH、B 超、心电图	了解孕妇全身基础情况，有无心脏病、传染病等不宜妊娠的疾病
16~18 周		B 超、唐氏综合征筛查	B 超核实胎龄，唐氏筛查用于筛查 21- 三体，18- 三体和神经管畸形三大疾病
20~24 周	体重、身高、血压、胎心、宫高、腹围、四肢浮肿情况	血象分析、尿液分析、血型＋免疫血清（O 型或 Rh 阴性者查）、胎儿结构超声筛查	孕妇血型为 O 型或 Rh 阴性者，孕期可能发生母儿血型不合，此时需要了解 IgG 抗体基础水平
24~28 周		75g 糖耐量测试	排除妊娠期糖尿病

十五、母乳喂养好

母乳，是妈妈送给宝宝的珍贵礼物。母乳的优点非常多：营养丰富，易于消化吸收，蛋白质、脂肪、糖三大营养素比例适当；母乳矿物质含量低，缓冲力小，对胃酸中和作用弱，有利于消化；肾溶质负荷低，有利于保护肾功能；母乳中富含 SIgA、乳铁蛋白、双歧因子、溶菌酶等免疫因子，可以预防宝宝肠道感染性疾病的发生；母乳还含有促进大脑发育的牛磺酸、促进组织发育的核苷酸、增强视力的 DHA 等等。母乳适合 6 个月以下宝宝的生长发育的需要；且在宝宝 1 岁前的后半年，也满足了一半或更多的宝宝营养需要；在宝宝 2 岁的这一年中，母乳可提供三分之一的营养。

母亲要树立母乳喂养的信心，做好母乳喂养的准备，坚持母乳喂养。母乳喂养是指用母亲的乳汁喂养宝宝的方式。宝宝出生后，吸吮妈妈乳房时，最初接触到的是妈妈乳头上需要氧气才能生存的需氧菌，继而是乳管内的不需要氧气也能存活的厌氧菌，然后才能吸吮到乳汁。生理母乳喂养是先喂细菌再喂乳汁的过程，这个过程能够促进宝宝肠道正常菌群的建立，不仅利于母乳的消化吸收，而且能够促进免疫系统成熟，预防过敏的发生。目前，世界卫生组织认为，母乳喂养的宝宝生长更为健康，母乳喂养可以降低儿童的死亡率，对健康带来的益处可以延续到成人期。为了使母亲们能够实行和坚持在最初 6 个月的纯母乳喂养，世界卫生组织和联合国儿童基金会建议，在宝宝出生的第一个小时里就开始母乳喂养。

母乳喂养对宝宝的好处

降低以下疾病的发生率或严重性	对以下疾病可能有保护作用
腹泻	新生儿猝死综合征

较低的呼吸道发病率	1型糖尿病
中耳炎	炎性肠病
菌血症	淋巴瘤
细菌性脑膜炎	过敏
波特淋菌感染	慢性消化道疾病
坏死性结肠炎	
泌尿系感染	

　　母乳喂养不仅为宝宝的生长发育奠定基础，还会给妈妈带来诸多好处，比如帮助延长了生孩子的间隔，促进子宫复原、预防乳房肿胀，降低了患卵巢癌和乳腺癌的危险，加快身材恢复，增进母子情感。同时母乳喂养干净安全，经济实惠，方便快捷，增加了家庭和国家的资源，属于安全的喂养方式，对环境具有安全性。

　　世界卫生组织建议宝宝6个月内应纯母乳喂养，并在添加辅食的基础上持续母乳喂养到2岁，甚至更长时间。为保护、支持和促进母乳喂养，世界母乳喂养行动联盟（WABA）确定，每年8月1日至7日为"世界母乳喂养周"。2017年是第26个世界母乳喂养周，主题为"母乳喂养，共同坚持"，目的是倡导全社会、多部门、多层次、多方面促进母乳喂养。我国的目标是：到2020年，0~6个月宝宝纯母乳喂养率达到50%以上。

十六、啥时候需要放弃或暂停哺乳

　　母乳喂养的益处不胜枚举，大多数情况下都不应放弃母乳喂养。但也有例外。

　　当宝宝有下列疾病时，妈妈需要放弃或暂停母乳喂养。

1. 苯丙酮尿症 (PKU)

苯丙酮尿症（PKU）是一种常见的氨基酸代谢病，是由于苯丙氨酸(PA)代谢途径中的酶缺陷，使得苯丙氨酸不能转变成为酪氨酸，导致苯丙氨酸及其酮酸蓄积，并从尿中大量排出。本病在遗传性氨基酸代谢缺陷疾病中比较常见，其遗传方式为常染色体隐性遗传。临床表现不均一，主要临床特征为智力低下、精神神经症状、湿疹、皮肤抓痕征、色素脱失、鼠气味、脑电图异常等。宝宝出生时正常，生后数月内可能出现呕吐、易激惹、生长迟缓等现象。未经治疗的患儿，在生后 4~9 个月后有明显智力发育迟缓，语言发育障碍。约 60% 属于重症智力低下，智商（IQ）低于 50，只有 1%~4% 未经治疗的 PKU 患儿的 IQ 大于 89。可见 PKU 的早期诊断是何等的重要。由于苯丙氨酸是合成蛋白质的必需氨基酸，完全缺乏时亦可导致神经系统损害，因此对宝宝可给予特制的低苯丙氨酸奶粉。

2. 乳糖不耐受综合征

乳糖不耐受综合征患儿由于体内乳糖酶的缺乏导致乳糖不能被人体消化吸收，临床常表现为宝宝吃了母乳或牛乳后出现腹泻，由于长期腹泻不仅直接影响宝宝的生长发育，而且可造成免疫力的低下引发反复感染，对于这部分患特殊疾病的宝宝也应暂停母乳或其他奶制品的喂养，而代之以不含乳糖配方的奶粉或大豆配方奶。宝宝出生时正常，症状仅发生于喂奶以后。由于母乳中乳糖含量高于牛乳，因此，母乳喂养时，症状常较牛乳喂养者为重，出现呕吐、拒食、不安、腹泻等；严重者出现肌张力低下、肝脾肿大、黄疸等症状；如果继续摄入乳糖，可出现肝硬化、低血糖等，伴有营养不良，可在新生儿期出现白内障，体格发育和智力发育障碍也渐明显。

3. 母乳性黄疸

根据《新生儿高胆红素血症诊断和治疗专家共识（2014）》，

暂停母乳喂养的确可使黄疸在 48~72 小时明显消退，但如果新生儿生长发育良好，并可以排除其他非生理性高胆红素血症的原因，当血清总胆红素 >257μmol/L（15 mg/dl）时可暂停母乳 3 天，改人工喂养。当 >342μmol/L（20 mg/dL）时则加用光疗。

妈妈出现以下状况，不适合母乳喂养宝宝。

1. 凡是妈妈感染 HIV、患严重疾病应停止哺乳，如慢性肾炎、恶性肿瘤、精神病、心功能不全等。

2. 化疗、放射性药物治疗一般禁忌母乳喂养。

3. 妈妈感染结核病，在正规治疗 2 周内不能母乳喂养。

注意事项：

1. 妈妈乙型肝炎表面抗原阳性，宝宝常规注射乙肝免疫球蛋白和乙肝疫苗，并非哺乳的禁忌证。在《慢性乙型肝炎防治指南》中，有相当明确的规定，"新生儿在出生 12 小时内注射乙肝免疫球蛋白和乙型肝炎疫苗后，可接受乙肝表面抗原（HBsAg）阳性妈妈的喂奶"。乙肝大三阳妈妈想要喂奶，前提是：宝宝出生后 12 小时内注射乙肝免疫球蛋白和乙肝疫苗，并产生乙肝表面抗体，否则不宜哺乳。乙肝产妇在乳汁中能检出 HBsAg，但未见有在乳汁中检出 HBV-DNA 的报告，故其乳汁是否有传染性尚不能定论，只要妈妈乳头不破溃出血，母乳喂养是可以的，但喂奶前妈妈应用肥皂流水洗净双手，以减少接触传播的机会。需要指出的是，肝炎产妇的唾液中有肝炎病毒存在，故产妇不可口对口给孩子喂食，并要注意消毒隔离。

2. 丙肝感染者母乳喂养不是禁忌证。

3. 妈妈患糖尿病：哺乳具有抗糖尿病的作用，因为乳汁生成需要消耗大量的葡萄糖，从而降低妈妈的血糖，因此完全可以母乳喂养。产前有糖尿病的产妇，母乳喂养时应注意：调节饮食，增加蛋白质摄入量，预防感染。为预防新生儿低血糖，生后应及早喂奶。

4. 妈妈患水痘：孕母分娩前 5 天感染水痘或分娩后 2 天感染水痘的，需要隔离，但是吸奶器吸出可以哺乳。

5. 妈妈患巨细胞病毒感染 (CMV)：CMV 感染在足月宝宝一般不引起有症状的疾病，可进行母乳喂养。已经感染人巨细胞病毒 (HCMV) 宝宝可继续母乳喂养，无需处理。早产和低出生体重儿需处理带病毒的母乳，–15℃以下冻存至少 24 小时后室温溶解可明显降低病毒滴度，再加短时巴斯德灭菌法（62℃ ~72℃，5 秒钟）可消除病毒感染性。

6. 妈妈患梅毒：梅毒为一种性传播疾病，可通过胎盘垂直传播，大多数孕期已传染给胎儿。宝宝为先天性梅毒时应给予正规治疗后方可母乳喂养。宝宝接触患病妈妈有破损的乳房和乳头亦易感染。因此，孕产妇梅毒血清阳性者应给青霉素治疗，新生儿有螺旋体感染病灶应予隔离，产妇乳房、乳头有破损时不宜母乳喂养，直至破损治愈方可母乳喂养。

7. 吸烟和酗酒不是母乳喂养的绝对禁忌，但包括妈妈在内的所有接触者都不应该抽烟。吸入二手烟是孩子过敏性疾病和宝宝猝死综合征的危险因素。

8. 妈妈再次妊娠：不是母乳喂养的禁忌证。但吸吮会导致子宫收缩，有早产倾向的或子宫胎盘功能不全的（子痫前期、胎儿生长受限），应该在 24 周时停止母乳喂养。

因为疾病或者其他原因而导致放弃母乳喂养，是一件遗憾的事情，但出于对宝宝和妈妈的身体健康考虑，有时放弃母乳喂养利大于弊。

十七、哺乳期妇女膳食指南（2016）

根据中国营养学会（CNS）2016 年一般人群膳食指南，中国营养学会膳食指南修订专家委员会编写了哺乳期妇女膳食指南，内容如下：

哺乳期是母体用乳汁哺育新生子代，使其获得最佳生长发育，并奠定一生健康基础的特殊生理阶段。哺乳期妇女（乳母）既要分泌乳汁、哺育婴儿，还需要逐步补偿妊娠、分娩时的营养素损耗并促进各器官、系统功能的恢复，因此比非哺乳妇女需要更多的营养。乳母的膳食仍是由多样化食物组成的营养均衡的膳食，除保证哺乳期的营养需要外，还通过乳汁的口感和气味，潜移默化地影响较大婴儿对辅食的接受和后续多样化膳食结构的建立。

基于母乳喂养对母亲和子代诸多的益处，世界卫生组织建议婴儿6个月内应纯母乳喂养，并在添加辅食的基础上持续母乳喂养到2岁甚至更长时间。乳母的营养状况是泌乳的基础，如果哺乳期营养不足，将会减少乳汁分泌量，降低乳汁质量，并影响母体健康。此外，产后情绪、心理、睡眠等也会影响乳汁分泌。

有鉴于此，哺乳期妇女膳食指南在一般人群膳食指南基础上增加以下5条内容：

1. 增加富含优质蛋白质及维生素A的动物性食物和海产品，选用碘盐

关键推荐

（1）每天比孕前增加约80~100g的鱼、禽、蛋、瘦肉（每天总量为220g），必要时可部分用大豆及其制品替代。

（2）每天比孕前增饮200ml的牛奶，使饮奶总量达到每日400~500ml。

（3）每周吃1~2次动物肝脏（总量达85g猪肝，或总量40g鸡肝）。

（4）至少每周摄入1次海鱼、海带、紫菜、贝类等海产品。

（5）采用加碘盐烹调食物。

2. 产褥期食物多样不过量，重视整个哺乳期营养

关键推荐

（1）产褥期膳食应是由多样化食物构成的平衡膳食，无特殊食物禁忌。

（2）产褥期每天应吃肉、禽、鱼、蛋、奶等动物性食品，但不应过量。吃各种各样蔬菜水果，保证每天摄入蔬菜 500g。

（3）保证整个哺乳期的营养充足和均衡以持续进行母乳喂养。

3. 愉悦心情，充足睡眠，促进乳汁分泌

关键推荐

（1）家人应充分关心乳母，帮助其调整心态，舒缓压力，树立母乳喂养的自信心。

（2）乳母应生活规律，每日保证 8 小时以上睡眠时间。

（3）乳母每日需水量应比一般人增加 500~1000ml，每餐应保证有带汤水的食物。

4. 坚持哺乳，适度运动，逐步恢复适宜体重

关键推荐

（1）产后 2 天开始做产褥期保健操。

（2）产后 6 周开始规律有氧运动如散步、慢跑等。

（3）有氧运动从每天 15 分钟逐渐增加至每天 45 分钟，每周坚持 4~5 次。

5. 忌烟酒，避免浓茶和咖啡

关键推荐

（1）乳母忌吸烟饮酒，并防止母亲及婴儿吸入二手烟。

（2）乳母应避免饮用浓茶和大量咖啡，以免摄入过多咖啡因。